■ 中华医学健康科普工程 ■

卵巢疾病100问

主 编　黄胡信　李　斌　范　颖　王　君

中华医学电子音像出版社

CHINESE MEDICAL MULTIMEDIA PRESS

北　京

图书在版编目（CIP）数据

卵巢疾病100问 / 黄胡信等主编. —北京：中华医学电子音像出版社，2019. 12

ISBN 978-7-83005-285-0

Ⅰ. ①卵… Ⅱ. ①黄… Ⅲ. ①卵巢疾病-诊疗-问题解答 Ⅳ. ①R711. 75-44

中国版本图书馆 CIP 数据核字（2019）第 273801 号

卵巢疾病 100 问
LUANCHAO JIBING 100 WEN

主　　编：	黄胡信 李　斌 范　颖 王　君
策划编辑：	史仲静　崔竹青青
责任编辑：	崔竹青青
校　　对：	张　娟
责任印刷：	李振坤
出版发行：	中华医学电子音像出版社
通信地址：	北京市西城区东河沿街 69 号中华医学会 610 室
邮　　编：	100710
E - mail：	cma-cmc@cma.org.cn
购书热线：	010-51322675
经　　销：	新华书店
印　　刷：	廊坊市团结印刷有限公司
开　　本：	850mm×1168mm　1/32
印　　张：	3. 5
字　　数：	60 千字
版　　次：	2020 年 6 月第 1 版　　2020 年 6 月第 1 次印刷
定　　价：	38. 00 元

《卵巢疾病100问》
编者名单

主　编　黄胡信　李　斌　范　颖　王　君

编　　者（按姓氏笔画排序）

于晓丽　北京大学首钢医院

于新平　北京妇产医院在读博士

王　亮　北京市隆福医院

王皓洁　首都医科大学附属北京地坛医院

沙立春　首都医科大学附属北京安贞医院

宋菁华　首都医科大学附属北京安贞医院

张大伟　首都医科大学附属北京安贞医院

张颖佳　首都医科大学附属北京安贞医院

陆育秋　首都医科大学附属北京安贞医院

苗丽晓　首都医科大学附属北京安贞医院在读硕士

赵文娟　首都医科大学附属北京安贞医院

侯素菊　航天中心医院

韩　琪　首都医科大学附属北京同仁医院

韩丽荣　北京首都国际机场医院

简　萍　北京市大兴区人民医院

主 编 简 介

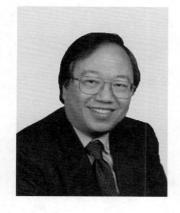

黄胡信（Felix Wong） 澳大利亚籍华人。1976 年毕业于中国香港大学，并在英国、澳大利亚、新加坡等地接受毕业后深造，获得中国香港大学内外全科医学学士学位、中国香港中文大学医学博士学位及新加坡大学妇产专科硕士学位；历任 2 所外科学院院士。擅长妇科肿瘤、内镜手术、妇女健康和医院管理。曾任澳大利亚新南威尔士大学妇产科教授，以及澳大利亚西悉尼大学、诺特丹姆大学，中国中山大学中山医学院、南方医科大学、山东省医学科学院、汕头大学、山东大学医学院、扬州大学医学院、首都医科大学、北京协和医学院等多所医学院校的客座教授或名誉教授；悉尼利物浦医院妇女卫生业务部医疗主任，以及多家母婴医院和儿童医院的名誉顾问；《中国微创外科杂志》、《实用妇产科杂志》、《中华妇产科杂志》、*Journal of Obstetrics and Gynaecology Reasearch*、*Journal of Gynaecology and Minimully Invasive Therapy* 等杂志常务编委或编委。现任新南威尔士大学妇产科客座教授、世界华人医师协会妇产科医师分会副会长、中国及亚太地区微创妇科肿瘤协会（CA-AMIGO）主席及中国-澳大利亚-亚太地区微创妇科论坛创会主席。为每年举办 1 次的微创妇科论坛做出极大贡献，为亚太国家的医疗教育做出了巨大贡献，每年为亚太地区国家提供 10 余个供国外医师在澳大利亚深造的机会。近 25 年来，参加和组织了百余次医学会议，多次被邀请作为特邀会议讲者。2003 年获中国广东省外国专家局颁发的"广东友谊奖"，2005 年获 Evaluation Committee of Endoscopics Award 颁发的"内镜专家奖"和中华医学会妇产科学分会内镜学组颁发的"医疗大使奖"，2006 年获越南胡志明市人民委员会颁发的"胡志明市徽章奖"，2009 年获中国科学技术部和国家科学技术奖励办公室颁发的"恩德思医学科学技术杰出成就奖"，2017 年获中国医师协会妇产科医师分会颁发的"林巧稚杯"奖和亚太妇产科内镜及微创治疗协会（The Asia-Pacific Association for Gynecologic Endoscopy and Minimally Invasive Therapy，APAGE）颁发的"终身成就奖"，2018 年获欧洲妇科内镜学会颁发的"卓越贡献奖"。主编医学著作 4 部，发表论文 180 余篇。2010 年，他从澳大利亚回中国香港私人执业，依然大公无私地为年轻一代提供医学教育支持。

主编简介

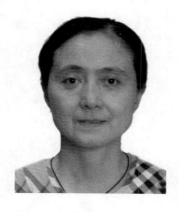

李　斌　首都医科大学附属北京安贞医院主任医师、教授、硕士研究生导师。从事医疗、教学、科研30余年，临床经验丰富，技术全面，擅长妇科肿瘤和复杂、困难的内镜手术，在妇科微创手术方面享有一定的声誉和学术地位。现任中澳亚太地区妇科肿瘤微创委员会委员、北京市朝阳区医学会妇产科学术委员会主任委员、海峡两岸医药卫生交流协会海西微创无创专家委员会常务委员、中华人民共和国卫生健康委员会妇科内镜专业技术全国考评委员会副主任、中国医师协会妇科内镜与微创专业委员会副主任委员、中国妇幼保健微创分会副主任委员、中国医疗保健国际交流促进会腔镜内镜分会常务委员、中华人民共和国卫生健康委员会妇科内镜专业技术培训基地主任、全国医师定期考核内镜专业编委会副主任、首都医科大学妇产科学系第一届及第二届系务委员会委员、北京医师协会腔镜内镜专家委员会委员、北京医学会妇产科专业委员会顾问委员、北京医学会妇科肿瘤学分会委员、北京市健康科普专家、中国优生协会理事。《中国微创外科杂志》《中国妇幼保健杂志》《中国现代医学杂志》《中国内镜杂志》《美中妇产科杂志》《中华腔镜外科杂志（电子版）》《中华临床医师杂志（电子版）》等杂志编委或常务编委。

主编简介

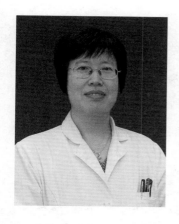

范颖 1998 年毕业于白求恩医科大学临床日语六年制，同年开始妇产科临床工作。2003 年考取首都医科大学全日制硕士研究生。2006 年毕业后留在首都医科大学附属安贞医院妇产科工作。2015 年晋升为主任医师，2016 年作为妇产科领域的学术带头人被北京大学首钢医院引进。现任北京大学首钢医院妇产科主任，主任医师。擅长妇科内镜手术，在妇科微创手术方面有一定的心得。在妇科宫腔镜、腹腔镜手术方面积累了近万例临床经验，具有高超的技术水平，能够完成难度较大的子宫切除术、子宫内膜异位症手术、妇科肿瘤、不孕症的腹腔镜手术治疗。对先天性无阴道、阴道闭锁、子宫中膈等生殖道畸形诊治经验丰富。对治疗盆底损伤修复、张力性尿失禁、子宫脱垂也有一定造诣。北京医学会妇科肿瘤分会青年委员，中国妇幼保健协会妇科微创分会委员。

主 编 简 介

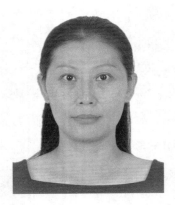

　　王　君　女，汉族，首都医科大学附属北京安贞医院妇产科，副主任医师，2008 年硕士研究生毕业，从事妇产科临床工作及教学 10 余年，多次参加国内外学术会议，参编医学论著 2 部，在国内核心期刊发表论文 10 余篇。擅长妇科内镜手术，能够完成较复杂的腹腔镜输卵管手术、卵巢手术、子宫肌瘤剔除术、子宫切除术、子宫内膜异位症手术、妇科肿瘤手术，以及不孕症的宫腹腔镜手术治疗。社会兼职：世界内镜医师协会妇科协会常务理事，中国妇幼保健协会妇科微创分会委员。

内 容 提 要

　　本书由多位临床经验丰富的妇产科专家编写，对临床上卵巢疾病的常见问题进行了梳理，选取了最具代表性的100个问题，结合笔者的临床经验，以问答的形式为读者提供科学的解答。主要内容包括卵巢的基础知识，各种卵巢疾病及对应的治疗意见，以及卵巢手术的术前评估、准备工作、麻醉问题、术后护理等相关问题。本书力求科学、实用、严谨，适用于广大女性，有助于解答其在卵巢疾病诊疗过程中的各种困惑，也可帮助其高效地与医师进行沟通。同时，书中的很多内容也可供年轻的妇产科医师、护士及非妇产科专业的医护人员参阅，以指导其工作，有利于为大众提供更加通俗易懂的专业咨询和卫生保健知识。

前　言

卵巢——看到这个词，大多数人尤其是女性，首先想到的可能就是：卵巢早衰、卵巢保养，这方面的广告更是花样繁多，使女性朋友们越来越重视卵巢这一女性特有器官！卵巢不仅肩负着人类繁衍的重任，而且还维护陪伴女性一生的历程！为了更好地让大家了解卵巢，也为了更好地保护卵巢，作为妇产科资深医生，觉得很有必要给大家介绍一下有关卵巢的一些常见问题！

卵巢是个特殊的器官，它既是一个生殖器官，在生育年龄定期产生卵子，又是一个内分泌器官，周期性地分泌激素、维持女性的生理特征，两种功能相互渗透、相互影响，又密不可分。在日复一日地发挥上述功能时，卵巢难免会出现这样或那样的问题，有些问题是无关紧要的，会随着时间的推移自然消退，而有些问题如发现不及时、处理不当，可能会影响女性健康，甚至危及生命！怎么样才能将有关卵巢的问题解释清楚，让大家了然于胸，这对于我们天天和女性打交道的妇产科医生来说也是个巨大的挑战！

人类一代又一代地繁衍生息，就如同一茬茬的庄稼一样要经历春种秋收，而卵巢就是人类的种子库。卵巢内部的细胞比较娇嫩，容易受其他因素影响而出问题；卵巢内部的细胞"多才多艺"，可以向不同方向发展，这注定了卵巢出问题也是五花八门！为了把一些有关卵巢的常见问题、带有普遍性的问题讲清楚，我们采取问答的形式展开，每个问题各自独立，语言平实，适合普及医学知识，具有科普性。各个问题之间在逻辑上又前后呼应，环环相扣，涉及的知识具有系统性，便于低年资医生和医学生掌握。

医学是一门不断发展、不断完善的科学，而每位患者都是独立的个体，是有一定差异的，同一疾病、不同个体表现会千差万别，其各自诉求不同，心理预期也不尽相同。因此，每个人的治疗方案及面临的风险也会有很多不同之处。每位患者身体出现问题就诊之后及治疗之前，都应该对自己的主管医生高度信任，并和他充分沟通，衡量利弊，制订个体化的治疗方案。每一个需要治疗的患者，因病情、诉求、健康状况、既往病史等不同，应该有不同的诊疗措施。其次，每个人治疗效果也可以千差万别，这与每个个体对治疗的反应，诊疗过程是否顺利，是否有意想不到的状况发生，以及治疗过程中的营养、休息、活动及每个人的体质等都息息相关。因此，虽然可能是同一疾病，同一个医疗团队实施的是同一个治疗方案，治疗的结局也可能有所不同，甚至差别甚远。本书只是提供一些具有共性的和代表性的信息，而不是针对任何特定的患者。希望它可以帮助您了解有关卵巢疾病的基本信息，同时引导您如何向主管医生咨询最关心的问题，并帮助您更好地理解医生针对您的问题所作出的解答和说明。

　　本书集多位从事妇产科临床一线工作医生的智慧、经验而成。虽然书中给出的答案、意见和建议难免有失偏颇，但许多问题的答案都基于医学指南、医疗常识、医疗规范，并可在文献中找到相应的证据，所以相信它可以给予那些罹患卵巢疾病的患者及亲友以很好的指引和参考。

范　颖

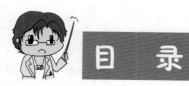

目 录

卵巢疾病100问

卵巢疾病 100 问

第一章

认识卵巢

1 卵巢是个什么样的器官？它的作用是什么？

卵巢对于女性来说是最为重要的一个器官，对人类后代的繁衍起着主要作用。为什么卵巢有这么重要的作用？我们一起来看一看它的神奇。

首先，育龄期妇女的卵巢每月可以排出一个有受精能力的卵细胞，有了卵细胞，女性才有可能怀孕当妈妈，如果卵巢不能排卵或者说不能排出具有受精能力的卵细胞，那女性根本不能生育自己的孩子。妇女一生卵巢内卵细胞的储备在胎儿期已成定局。胎龄 8 周时约有卵细胞 60 万个，20 周时约 700 万个，出生时约剩 200 万个，月经初潮时 30 万~40 万个。妇女一生中约排出400 个成熟卵子，也就是说 99.9%卵细胞皆退化了。多数妇女 37 岁后卵细胞数目加速减少，等卵细胞耗竭了，妇女即自然绝经。

其次，卵巢不仅能排出小卵泡，自身还能分泌对女性十分重要的激素：雌激素、孕激素及少量的雄激素。可别小看这些激素的作用，因为有了雌、孕激素，我们女性才能维持曼妙的身材、细腻的皮肤、甜美的声音等女性特有的体态及特征，因为有了雌、孕激素，才能让子宫内膜做好准备，子宫才有可能等待时机，为受精卵顺利生根发芽打好坚实的基础。

还有，我们的月经也和卵巢息息相关。卵巢在中枢神经系统的调控下，周期性分泌雌、孕激素，作用于"下属"子宫，子宫内膜进而发生周期性的脱落、修复，就形成了月经，如果卵巢突然"发脾气"了，就出现了月经失调的情形，这是女性常患的疾病之一。

卵巢这么重要，到底长什么样呢？利用现代腹腔镜技术，我们得以窥视卵巢的全貌，看起来很精巧呢（图 1-1～1-2）。

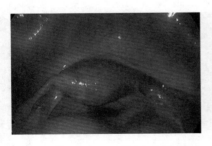

图 1-1　腹腔镜下所示正常子宫

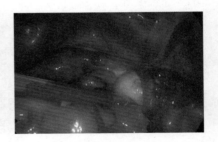

图 1-2　腹腔镜下所示子宫
和一侧卵巢

卵巢左右各一，灰白色，质较韧，呈扁平的椭圆形，表面不平，大小约 3 cm×2 cm×1 cm，每侧卵巢重 3～4 g。同一人，左、右卵巢并不一致，一般左侧大于右侧。35～45 岁卵巢开始逐渐缩小，到绝经期以后，卵巢可逐渐缩小到原体积的 1/2。通常成人卵巢的大小，相当于本人拇指指头大小。由于卵巢屡次排卵，卵泡破裂萎缩，由结缔组织代替，故其实质逐渐变硬。

卵巢分为内、外侧两面，上、下两端，前、后两缘。卵巢内侧面朝向盆腔，多与回肠紧邻，又名肠面，外侧面与盆腔侧壁相接触。卵巢上端钝圆，名输卵管端，与输卵管伞端相接；下端略尖，朝向子宫，称为子宫端。卵巢前缘有卵巢系膜附着，称为卵巢系膜缘。此缘较平直，其中央有一裂隙，称为卵巢门，是卵巢血管、淋巴管和神经出入之处。卵巢后缘没有组织覆盖，称为独立缘，较为凸隆，朝后内方。

小小的卵巢是怎么被固定在盆腔的呢？卵巢借助内侧的卵巢固有韧带和外侧的卵巢悬韧带及周围的卵巢系膜牢固地固定于子宫与侧盆壁之间。卵巢悬韧带不仅能固定卵巢，其内含有卵巢动、静脉、淋巴管、卵巢神经丛、少量平滑肌纤维和致密的结缔组织等。

2 | 卵巢长在什么位置？我能感觉到它吗？

卵巢位于子宫两侧，输卵管后下方。卵巢通常是在卵巢窝内，此窝位于几条重要的动脉分叉起始部之间，前后紧邻着重要的血管和神经。尽管卵巢由卵巢固有韧带、卵巢悬韧带及卵巢系膜固定于子宫与侧盆壁之间，但卵巢的移动性还是比较大，其位置受大肠充盈程度的影响。妊娠时，由于子宫的移动，其位置也有极大的改变。正常情况下，卵巢会"老老实实"地待在卵巢窝内，不易发生扭转，但是当卵巢发生较大的肿瘤，特别是肿瘤的质地不均致肿瘤重心有偏移时，有时会发生卵巢肿瘤扭转，导致卵巢血供中断，可以引起腹痛、恶心、呕吐等症状，这也是妇科常见的急腹症之一。

通常情况下，我们无法摸到卵巢，只有妇科医生在做妇科检查时偶尔通过双合诊能触及卵巢。如果我们自己在腹部触及卵巢，那一定是我们的卵巢长了巨大的肿物，通常大于 10 cm，当然这种概率并不高。

3 卵巢在什么情况下会受到伤害？我该怎么保养它？美容美体店里宣传的"卵巢保养"靠谱吗？

卵巢最常受到的伤害是细菌等微生物逆行感染而导致的侵蚀及卵巢自身肿物的生成。

女性生殖道的解剖、生理、生化等特点具有比较完善的自我防御功能，可以增强对感染的预防能力。当防御功能遭到破坏，或机体免疫功能下降、内分泌发生变化或外源性致病菌侵入，都可能导致炎症发生。最常见的感染途径是沿生殖道黏膜上行感染，即病原体经阴道、子宫颈侵及子宫内膜，最后进入盆腔及腹腔。当感染涉及卵巢，即造成卵巢炎，发生卵巢粘连、输卵管包裹、输卵管卵巢脓肿等严重后遗症，甚至导致不孕。比如说多次的人工流产、月经期性交、不予以重视的反复的阴道炎等都可能引起致病菌逆行感染，进而导致卵巢炎症。

所以，为了避免卵巢炎症的发生，我们应该努力做到：

（1）注意经期卫生，避免月经期性生活。

（2）认真避孕，避免因意外妊娠导致人工流产。

（3）到正规的医院就诊，避免因手术器械消毒不严格或操作不规范导致感染。

（4）积极治疗阴道炎、盆腔炎等疾病。

另外一种情况是形成卵巢肿物，肿物可侵蚀卵巢的皮质层，这一层由大小不等的各级发育卵泡、黄体，以及它们退化形成的残余结构及间质组织组成，故而破坏了卵巢的功能层，进而卵巢功能受到影响，常见的有巨大的卵巢囊肿、卵巢子宫内膜异位囊肿、卵巢恶性肿瘤等。这些肿物并非一朝一夕形成的，所以对于广大女性而言，一定要定期做妇科的 B 超检查，及时发现卵巢病理性的肿物，尽早予以治疗，避免卵巢功能受到严重影响。

经常有人问：美容院的卵巢保养有用吗？通过以上介绍，大家一定明白，美容院的那些所谓的卵巢保养：如腰部的精油按摩，更多的是放松性质的保健，对于卵巢的保护作用微乎其微。若真的想爱护我们的卵巢，应该尽量避免伤害才是正确的。

4 卵巢与哪些器官关系密切，其他系统的疾病会影响卵巢功能吗？

通过前面的介绍，我们知道了卵巢具有排卵及内分泌的重要功能，而这两个功能的实现都离不开"好搭档"——子宫，卵巢与子宫的关系极为密切。

子宫上分布着大量的雌、孕激素受体，子宫切除后子宫内的甾体激素受体丧失，导致体内促性腺激素水平升高，高水平的促性腺激素对卵泡自身受体起调降作用，使卵巢残留的卵泡功能处于抑制状态，并进一步衰退，从而雌激素水平下降。

卵巢血液供应来自于子宫动脉，所以在子宫切除术中，切除子宫动脉或其上行支时，即使保留卵巢组织，还是会在一定程度上影响卵巢血液供应，进而影响卵巢功能，使雌激素水平降低。由此可见，卵巢与子宫的关系非同一般。

凡是会影响卵巢排卵及分泌功能的系统疾病，都会影响到卵巢功能，如甲状腺系统疾病、肾上腺系统疾病、下丘脑和垂体的病变等都可能影响卵巢功能。

5 卵巢和月经周期有什么关系？卵巢和子宫有什么联系？

　　规律月经的出现是女性生殖功能成熟的标志之一。月经周期的调节是个复杂而精细的过程，主要由位于神经中枢的下丘脑、垂体和卵巢来完成。下丘脑分泌的激素调节垂体释放另一种激素，进而调控卵巢功能。卵巢分泌的雌激素、孕激素对下丘脑-垂体轴又具有反馈调节作用，三者之间相互调节，相互影响，形成完整而协调的神经内分泌系统，这种调控结果作用于子宫内膜，受到上述系统的调节，子宫内膜发生周期性的脱落及修复，这就形成了女性每月一次的"月经"。

　　具体来说，一次月经结束后，在卵巢分泌的雌激素作用下，内膜细胞开始增殖，月经周期的第 5~7 日，一层薄薄的内膜覆盖了整个宫腔，然后内膜继续增厚、腺体逐渐增多。月经第 14 日左右卵巢排卵，在黄体分泌的雌、孕激素的刺激下子宫内膜继续增厚，第 24~28 日内膜厚度可达 10mm 以上。第 25 日，如果卵子没有受精，雌、孕激素水平开始明显下降，引起子宫内膜表层的血管痉挛、血流减少、血管破裂，进而引起组织变性、坏死、剥脱，最后变性、坏死的子宫内膜与血液混合经阴道排出，形成"月经血"。

　　由此可见，卵巢在下丘脑-垂体的调控下，分泌雌、孕激素，雌、孕激素作用于子宫内膜，进而产生月经，卵巢与子宫的关系密切（图 1-3），如果卵巢不分泌雌、孕激素，子宫内膜无法周期性剥脱，就没有月经形成。反过来，即使卵巢能周期性地产生雌、孕激素，如果子宫内膜发生了病变，如宫腔粘连、感染，甚至如果连子宫都被切除了，卵巢虽然有功能，但没有了内膜的变化，也就没有月经的产生了。

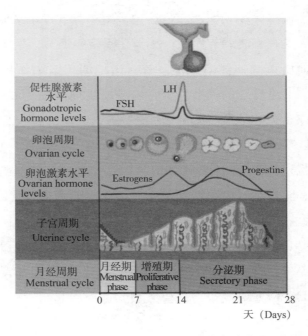

图 1-3　卵巢与子宫内膜周期性变化及激素水平关系示意图

注：FSH：促卵泡激素；LH：促黄体生成素；Estrogens：

雌激素；Progestins：孕激素

6 | 卵巢和阴道出血有关系吗？月经不调是卵巢出问题了吗？

阴道出血是许多女性经常遇到的问题，有许多妇女因此而经常往返于医院。其中有一部分属生理性阴道出血，是正常性阴道出血，如正常月经、产后恶露的排出等，属正常生理范畴，不会危害身体健康。病理性阴道出血就不同了，它不仅是身体疾病的一种表现，而且出血本身也会损害身体健康。阴道出血可来自外阴、阴道、子宫颈、子宫内膜，其中以来自子宫者最多。从病因上讲，阴道出血分为：①与内分泌有关的出血，如避孕药有关的出血、功能失调性子宫出血、月经间期出血、绝经后子宫出血、卵巢性索间质肿瘤等。②与妊娠有关的出血，先兆流产、不全流产、宫外孕等。③与炎症有关的出血，a. 外阴出血，见于外阴溃疡、尿道肉阜等。b. 阴道出血，见于阴道溃疡、阴道炎，特别是老年性阴道炎、滴虫性阴道炎等。c. 宫颈出血，见于急、慢性宫颈炎，宫颈溃疡，宫颈息肉等。d. 子宫出血，见于急、慢性子宫内膜炎，慢性子宫肌炎，急、慢性盆腔炎等。④与肿瘤有关的出血，如子宫内膜癌、宫颈癌。

通过以上介绍，大家一定看出来了，内分泌改变可以引起阴道出血，实际生活中最常见的是功能失调性子宫出血。这个病可以发生在有月经的各个年龄段的女性，表现为月经周期过长或过短，月经周期不规律，月经过多、月经间期阴道出血等，中医医生把以上的疾病统称为"月经不调"，其实这些疾病的发生均与下丘脑-垂体-卵巢功能轴不协调有关，进而引起卵巢分泌雌、孕激素异常，导致异常阴道出血，所以临床的治疗也是以雌、孕激素治疗为主。

7 卵巢到底能工作多久？为什么每个人绝经时间不一样？

妇女一生卵巢内卵细胞的储备在胎儿期已成定局。胎龄 8 周时约有卵细胞 60 万个，20 周时约 700 万个，出生时约剩 200 万个，月经初期时 30 万~40 万个。妇女一生中约排出 400 个成熟卵子，也就是说 99.9% 卵细胞都退化了。女孩平均月经初潮的年龄为 13 岁左右，初来月经往往不规律，也不能规律排卵，育龄期妇女的卵巢每月可以排出一个有受精能力的卵细胞，多数妇女 37 岁后卵细胞数目加速减少，等卵细胞耗竭了，妇女即自然绝经。自然绝经标志卵巢分泌雌、孕激素的功能终止，卵巢开始正式"退休"。妊娠可以让卵巢不排卵，好好休息一下，所以生育孩子多的人，自然绝经就晚一些。那也有一个事实是，有的女性一生生育十几个孩子，可还是在 50 岁左右绝经，并没有出现理论上的晚绝经，目前认为卵巢到一定的时间，自身会启动凋亡程序，即使仍有卵泡没有排完，卵巢也会功能衰退直至功能耗竭。

但为什么绝经后抽血检查，血液中仍有雌激素呢？绝经后测到的雌激素主要来自肾上腺皮质和卵巢的雄烯二酮经周围组织中的芳香化酶转化的雌酮。

明白了上面的道理，就不难理解每个人绝经时间有差异的原因。因为每个女性月经初潮时间不同，每个月排卵情况不同，生育孩子数目、生活环境、营养饮食及遗传因素不同，所以绝经时间有所不同。中国女性平均绝经年龄 46~49 岁，近些年因为生活水平的提高，绝经年龄呈推后的趋势。

目前，医学尚无方法让卵巢分泌更长时间的卵子，也就是延长生殖功能，而只能用人工合成激素替代女性激素，维持女性的内分泌功能。正因如此，女性拥有健康的卵巢就显得弥足珍贵。珍爱我们的卵巢吧！

8 为什么绝经后的卵巢会萎缩？

绝经后的卵巢不再进行复杂的工作，皮质层内没有周期性的卵泡生长发育了，髓质内的血管、神经、淋巴管、韧带等也萎缩变小，故而卵巢整体缩小。

绝经后卵巢就一定不会长大吗？答案当然是否定的。绝经后是卵巢恶性肿瘤的高发年龄，所以绝经后女性一定也要每年定期复查 B 超了解子宫、卵巢的情况，一定要警惕绝经后卵巢变大。

也就是说，只要子宫、卵巢还在我们的身体里，每年一次的 B 超检查及肿瘤标志物检查是必不可少的。

9 卵巢早衰是怎么回事？需要治疗吗？卵巢为什么会早衰？卵巢早衰怎么办？

大家都知道，卵巢早衰是一种非常常见的疾病，卵巢与女性的一生有着密切的关系，它的一举一动都牵动着女性的健康，既可以让女性春光满面，也可让女性未老先衰，对于卵巢我们要万分关心。卵巢早衰现象的出现，让女性提前进入了更年期，这也引起了很多女性的关注。

卵巢早衰，是指已建立规律月经的妇女，40 岁以前，由于卵巢功能衰退而出现持续性闭经和性萎缩，常有促性腺激素水平的上升和雌激素的下降。临床表现为伴有不同程度的潮热多汗、阴道干涩、性欲下降等绝经前后症状，使患者未老先衰，给其身心健康和夫妻生活带来极大痛苦。卵巢早衰有先兆，可治可防，防重于治。预防卵巢早衰要重视月经的改变，如月经稀发、月经过少、渐至闭经时，便要注意未病先防。近年来卵巢早衰的患者日趋增多，也出现低龄化趋势。引起卵巢早衰的原因有很多，可能的病因如下。

（1）免疫因素：多数免疫性疾病如甲状腺炎等可合并卵巢早衰。

（2）感染因素：一些病毒如腮腺炎病毒等可引起卵巢炎症或免疫性卵巢损害，导致卵巢早衰，而且会使卵巢对垂体的促性腺激素的刺激变得不敏感。

（3）医源性和特发性卵巢早衰：40 岁以前切除双侧或一侧卵巢可造成卵巢等组织功能减退导致卵巢早衰。

（4）促排卵药：一些久备不孕的女性会选择药物的方法促进排卵，以提升怀孕的概率，但如果促排卵药物使用不当，会对卵巢造成极大危害。

（5）遗传、手术史：家中有女性亲属在 40 岁以前绝经、染色体异常、进行过盆腔手术等的女性患卵巢早衰的风险较一般人高。

（6）过度减肥：过度减肥会导致体内脂肪含量急剧降低，影响体内雌激素水平，引起月经紊乱甚至出现闭经，而非正常闭经又会抑制卵巢的排卵功能，容易造成卵巢早衰。

（7）心理因素：不良的心理情绪、强烈的情绪波动会减少免疫活性物质的分泌，目前认为现代女性巨大的心理压力是导致卵巢早衰的重要原因。

卵巢早衰主要有以下表现，您可以自我检查：

（1）神经系统症状：患者多有情绪不稳、易激动、易紧张、失眠、多梦、记忆力衰退、面色潮红、焦虑、抑郁、丧失自信、健忘。

（2）女性第二性征不明显，乳房开始下垂，体态变化，骤然发胖，脂肪大量堆积于腰、腹、臀，失去玲珑曲线。

（3）女性魅力减少，肤色晦暗无光泽，肤质粗糙、干燥，出现皱纹、色斑、暗疮，肌肤缺乏弹性。

（4）月经方面：月经紊乱，月经失调、没有规律，痛经，经期过长或过短，经量过多，出现经前期综合征。

（5）生殖器官方面：阴毛及腋毛脱落，性欲衰退，阴道分泌物减少，性交时出现疼痛感，较难享受性高潮。

（6）心血管方面：易出现气短、心跳加快、血压升高。

当出现了卵巢早衰，我们也不要悲观，目前一些治疗方法，可以改善患者的症状，提高生活质量。确诊为卵巢早衰后，可以采用中医辨证的方法进行治疗。而西医则以激素疗法为主，避免生殖器官的上皮萎缩，且可保护女性的心血管系统。此外，精神上应避免不良的刺激，减轻工作压力带来的紧张，学会放松，保持心情舒畅，情绪乐观开朗。若能做到这些，对防治卵巢早衰可起到事半功倍之效。同时，要劳逸结合，保证睡眠，加强自我调养，自我保健。生活上有规律地安排起居，坚持适当体育锻炼和劳动，以改善机体血液循环，维持神经系统的稳定性。饮食上做到平衡合理，有目的地选择一些禽肉、牛羊肉等，配合蔬菜烹调食用，以起到补肾益精、健脾养血的作用。

10 | 一直不来月经是不是卵巢功能衰竭了？

首先来了解正常的月经形成过程。规律月经的出现是女性生殖功能成熟的标志之一。月经周期的调节是个复杂而精细的过程，主要由位于神经中枢的下丘脑、垂体和卵巢来完成。下丘脑分泌的激素调节垂体释放另一种激素，进而调控卵巢功能。卵巢分泌的雌激素、孕激素对下丘脑-垂体又具有反馈调节作用，三者之间相互调节，相互影响，这种调控结果作用于子宫内膜，子宫内膜受到上述系统的指挥，发生周期性的脱落及修复，这就形成了女性每月一次的"月经"。

临床上，将正常月经建立后月经停止 6 个月，按自身原有月经周期计算 3 个周期以上者，叫作闭经。卵巢功能衰竭的确可以引起闭经，但是调控月经的任何一个环节出现异常，都可能引起月经异常，甚至闭经，临床上常见的多囊卵巢综合征就是因为内分泌异常导致月经稀发甚至闭经，但它不是卵巢早衰。故而闭经的患者不一定就是卵巢早衰，通过女性激素水平检查，就可以大致区分是哪种原因引起的闭经，闭经的患者应及时就诊，寻找原因，积极治疗。

11 | 有卵巢就一定能怀孕生孩子吗？

要回答这个问题，先来了解正常受孕的过程。

卵巢排出正常的卵子后，输卵管捡起卵子并将其送到正常受精的部位等待受精。性交后，精液积存在阴道内，精液内有大量的精子，活动的精子通过子宫到达输卵管壶腹部与卵子相遇、受精，受精卵再经过输卵管到达子宫腔内，并在宫腔内"遨游"2~3天，寻找合适的落脚点，然后着床，在子宫内生长发育直至足月分娩。

受孕是一个比较复杂的过程。要完成这个过程，夫妻双方需要具备一定的条件：①男性睾丸能产生正常的精子；②女性卵巢能排出健康成熟的卵子；③在女性排卵期有正常性生活，未采取避孕措施，使精子、卵子有机会相遇受精；④生殖道必须畅通无阻；⑤子宫内环境必须适应受精卵着床和发育。

因此，不孕症原因可能在女方、男方或男女双方。综上所述，有卵巢不一定能怀孕，夫妻双方必须具备一定的条件才能怀孕生孩子。

12 | 少了一侧卵巢，还能怀孕生孩子吗？

有很多女性，因为卵巢病变等原因，切除一侧卵巢，她们很担心自己的生育力是否会下降，是否还能生孩子。其实，我们的两侧卵巢每月是交替排卵的，即这个月是右侧卵巢排卵，下一个月就是左侧卵巢排卵，因而对于切除一侧卵巢的女性来说，怀孕还是有很大机会的。为了提高受孕概率，建议切除一侧卵巢的女性在备孕期间可以行B超监测卵巢排卵情况，以指导受孕，提高受孕概率。

13 双胞胎是卵巢排卵的结果吗？

一次妊娠宫腔内同时见到 2 个或 2 个以上胎儿时称多胎妊娠，其中又以双胎妊娠多见，双胎类型有两种。①双卵双胎：2个卵子分别受精形成的双胎妊娠，与应用促排卵药、遗传因素有关，辅助生殖技术的多胚胎宫腔内移植也可以形成双卵双胎。②单卵双胎：由 1 个受精卵分裂形成的双胎妊娠。形成原因不明，不受种族、遗传、年龄、胎次、医源的影响。由此可见，双胞胎是卵巢排卵的结果，只是受精的卵子数目有所不同。

现实生活中，有人认为生一对双胞胎想必是最好的，一举两得，还少了生二胎的痛苦，一次遭罪总比遭两次罪的好，于是很多人选择了促排卵药物，促排卵药物真有那么神奇吗？

（1）真相一：过度排卵，卵巢功能损害严重。

女性一生中，一般只有 400~500 个卵泡发育成熟并排卵。一般情况下，女性在每个月月经前 14 天左右会排卵一次，每次1~2个。卵泡的数量是与生俱来的，不会因为任何因素再生，换言之，当体内的卵泡都排完之后，卵巢的功能也就开始退化了。卵巢是分泌性激素的主要器官，当它功能退化时，女性就会迅速步入老龄了。

人们使用"促排卵药"就是人为让自己每次排出的卵泡数目增加，理论上来讲可以促进更多的卵泡与精子结合，从而增加双胞胎的概率。但是，长期大量排卵对卵巢的伤害是不可估量的，严重时还会引起卵巢癌的发生。

（2）真相二："促排卵药"带来的不一定是双胞胎。

选择吃药辅助"双胞胎"形成的女性朋友们一定没有想过，卵泡排出数目的增加并不一定带来的就是双胞胎。因为药物作用的结果会根据每个人自身体质而略有不同，排卵的数目不确定性势必带来与精子结合的不确定性。

简单地说，1个卵子与2个精子结合形成的受精卵将来出生就是同卵双胞胎；2个卵子与2个精子结合将来出生就是异卵双生；而如果和精子结合的卵子是3个或者更多呢？那样将来形成的就是三胞胎或者多胞胎了。

14 排卵有感觉吗？为什么会有排卵期出血？

排卵本身是没有感觉的，但是由于个体差异，每个人的卵泡破裂时排出的卵泡液量不完全相同。卵泡液排出量多者，卵泡液进入盆腔后，会刺激盆腔膜，引起腹痛，这就是造成腹痛的原因。有人在腹痛的同时，还会伴有同侧腰痛、腰骶部酸痛不适等症状。在月经中期，即排卵期，由于雌激素水平短暂下降，使子宫内膜失去激素的支持而出现部分子宫内膜脱落引起有规律性的阴道出血，称为排卵期出血。

第二章

了解卵巢肿瘤

15 | 卵巢肿瘤分哪些？

一提起肿瘤，许多人都会非常害怕，因为人们经常将肿瘤与癌症联系起来，其实妇科疾病中有许多肿瘤都是良性的，并没有那么可怕。卵巢肿瘤种类非常多，下面举几个常见的肿瘤类型。

良性卵巢肿瘤，如浆液性囊腺瘤、黏液性囊腺瘤和良性囊性畸胎瘤。浆液性囊腺瘤好发于 30~40 岁的女性，约占良性卵巢肿瘤的 25%，多为单房、囊性，内含草黄色或棕色稀薄液体。黏液性囊腺瘤好发于 30~50 岁的女性，占良性肿瘤的 15%~20%，多为单侧，多房性，囊内充满黏稠的胶冻样物。黏液性囊腺瘤可生长成肿瘤中体积最大的一种，若囊壁破裂，囊内容物流入腹腔可在腹膜上种植，形成腹膜黏液瘤，发生难以清除的粘连。良性囊性畸胎瘤又叫卵巢皮样囊肿，约占全部原发卵巢肿瘤的 15%，好发于生育年龄的妇女。皮样囊肿中有骨、牙齿，可在 X 线片上显示出来。

而卵巢恶性肿瘤的种类更是繁多，就不在这里一一列举了。常见的如浆液性囊腺癌、黏液性囊腺癌、子宫内膜样癌（腺癌）等。浆液性囊腺癌是最常见的卵巢恶性肿瘤，占卵巢恶性肿瘤的 40%~60%，其中 50%~60% 为双侧，发病年龄在 40~60 岁。肿瘤呈囊性或囊实性，组织软而脆，表面呈菜花样，囊内充满菜花状乳头。常合并腹水，晚期则常有盆腔腹膜、大网膜等处的肿瘤种植和转移。黏液性囊腺癌的发生率仅次于浆液性囊腺癌，表面光滑，呈结节状。囊实性，囊内为黏液，亦可见乳头状突起。

子宫内膜样癌（腺癌）比较少见，占卵巢恶性肿瘤的 20% 左右，卵巢常为中等大小，切面呈实性或部分囊性，囊腔内见乳头状突起。组织类型与子宫内膜腺癌相似。

16 卵巢肿瘤都是恶性的吗？怎么区分良、恶性呢？

卵巢肿瘤并不都是恶性，它可以是良性、交界性、恶性。也有初期表现为良性，随后转变为恶性的。卵巢良性肿瘤早期多无症状，常在妇科检查时被发现，或待肿瘤长大后出现并发症时才被患者觉察。恶性肿瘤早期也多无症状，晚期主要为腹胀、腹部肿块、腹腔积液及其他消化道症状；部分患者可有消瘦、贫血等恶病质表现；少数能分泌激素的卵巢肿瘤可出现不规则阴道出血或绝经后阴道出血。若患有卵巢肿瘤，患者自己是不能明确区分"良性、恶性"的，当然需要第一时间到医院检查、治疗，医生根据手术后病理结果才能确诊。

17 怎样才能及时发现卵巢肿瘤？卵巢肿瘤有什么症状？患病时会有什么感觉？

卵巢肿瘤早期多无症状，常在妇科检查时被发现，或待肿瘤长大后出现并发症时才被患者觉察。所以要及时发现，定期进行妇科检查是十分必要的。

患卵巢肿瘤时出现什么症状与其生长位置、肿瘤性质等因素相关。①可有尿频，无尿痛、尿急，便秘，气急、心悸，下肢水肿等，这可能是由于卵巢肿瘤增大，压迫盆、腹腔脏器造成的。②自觉小腹增大，可摸到下腹有包块，尤早晨清楚，排尿后又消失。③阴道不规则出血和绝经后阴道出血。④恶性肿瘤还会有胃肠道不适，腹胀，若出现腹水，腹胀则更为明显，也可出现腹痛。胃纳不佳、饮食减少或明显消瘦。

18 我感觉怎样不舒服会提示有卵巢肿瘤了呢?

卵巢肿瘤患者初期没有明显症状,但也可能会有如下不适。

(1)自觉腹中有肿物:一般是本人偶然发现。

(2)阴道异常分泌物:当女性生殖道发生肿瘤,肿瘤出现坏死、破溃,可出现水样、血性和米汤样白带,如合并感染,可有臭味。

(3)月经改变:卵巢的某些肿瘤如颗粒细胞瘤、卵泡膜细胞瘤能分泌雌激素,干扰月经周期,引起月经异常。

(4)绝经后出血:如停经1年以上又有阴道出血,则称为绝经后出血。绝经后出血原因很多,大多数情况下是由良性疾病引起,但绝不能忽视恶性卵巢肿瘤的可能。

(5)腹痛:卵巢肿物扭转、破裂或感染,均可引起较剧烈的下腹痛。

(6)饮食及大小便改变:卵巢癌的最初表现可能仅有腹胀、食欲减退等消化道症状,肿瘤压迫或侵犯膀胱和直肠可引起尿频、排尿困难、大便干燥等。

当出现上述症状时,您应该及时就医,不可因症状轻、能忍受而消极观察,以致延误治疗。但也要知道上述症状并非卵巢肿瘤所特有,大多为良性疾病所引起,不要过分担心。

19 卵巢肿瘤会影响卵巢功能吗？会影响月经、怀孕吗？

卵巢肿瘤无论良性或恶性，对卵巢功能、月经甚至生育功能均可能有一定影响，卵巢肿瘤导致女性不孕的原因是什么呢？总结如下几条，供您参考。

（1）肿瘤的破裂、出血、蒂扭转等造成卵巢坏死及局部解剖关系破坏，尤其是双侧输卵管或卵巢被肿瘤破坏殆尽时会影响排卵功能。

（2）有些卵巢肿瘤具有内分泌作用，如黏液性腺瘤、囊性纤维瘤、畸胎瘤、颗粒细胞瘤、卵泡膜细胞瘤等，从而造成体内内分泌功能紊乱，导致排卵或受孕障碍。

（3）肿瘤破坏或压迫卵巢组织，造成卵巢组织的萎缩和卵巢功能的减退。

（4）肿瘤的存在改变了卵巢、输卵管及盆腔其他生殖器之间的正常解剖关系。比如卵巢肿瘤使输卵管拉长或弯曲，影响卵子运行。

（5）恶性肿瘤对卵巢的破坏和对周围组织的侵蚀及其造成全身情况的恶化，严重地削弱了受孕能力。较大的肿瘤或恶性肿瘤会使全身营养、代谢受到影响。

（6）妊娠后因肿瘤的影响，使足月分娩率下降，并且容易发生各种妊娠期或产科并发症。

因此，卵巢肿瘤患者的受孕能力显著减弱，但也有少数患者受孕并且正常分娩，这多见于良性的、体积较小的或发生于一侧的卵巢肿瘤。

20 什么是"交界性卵巢肿瘤"？到底属于良性还是恶性？

所谓的交界性卵巢肿瘤就是介于良性和恶性之间的一种肿瘤，其发病机制目前还没有明确，主要治疗方法为手术治疗+辅助治疗。交界性卵巢肿瘤的预后相比于卵巢恶性肿瘤要好，它的5 年生存率，Ⅰ期高达 96%，其他各期平均为 92%。但是交界性肿瘤存在向恶性肿瘤发展的可能，故术后仍然需要密切随访。

21 卵巢肿瘤会影响内分泌功能吗？

一方面，卵巢分泌雌激素、孕激素和雄激素等，卵巢肿瘤有可能引起这些激素水平的改变，影响内分泌功能，使人更加女性化或男性化。另一方面，还有可能是性激素以外的其他激素分泌过多，如卵巢透明细胞癌常引起高钙血症；卵巢恶性畸胎瘤产生促甲状腺激素，出现甲状腺功能亢进症；卵巢纤维瘤、浆液性囊腺癌等因肿瘤释放胰岛素样物质造成低血糖等。

第三章

卵巢良性肿瘤

22 卵巢生理性囊肿是怎么回事？为什么B超提示我的囊肿一会儿有一会又没有？

卵巢生理性囊肿指的是生理周期的某个时间可能出现，过段时间自然消失的一种囊性肿物，比如卵泡期可能出现生理性卵泡，待排卵后自然消失；再比如囊性黄体是月经后半期出现的囊性肿物，月经后会自行萎缩消失。

23 我体检发现有附件囊肿，就是卵巢囊肿吗？

附件是卵巢、输卵管等的统称，卵巢是附件的一部分。卵巢囊肿可称为附件囊肿，输卵管囊肿也可称为附件囊肿（图3-1）。但由于卵巢囊肿相较于输卵管囊肿更常见，所以一般情况下，附件囊肿常指卵巢囊肿。

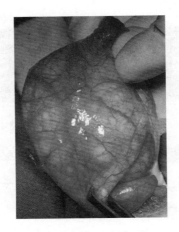

图 3-1　附件囊肿

24 | 卵巢囊肿能治好吗？卵巢囊肿会复发吗？

　　卵巢囊肿属于广义上的卵巢肿瘤的一种，各年龄段妇女均可患病，但以 20~50 岁较多见，是育龄期妇女最常见的一种疾病。早期并无明显的临床表现，患者往往体检时或因其他疾病就医行妇科检查时才被发现。卵巢生理性囊肿会自行消失，卵巢病理性囊肿通过手术可以治疗，有些囊肿如卵巢巧克力囊肿复发概率较大。

25 | 卵巢囊肿会变成卵巢癌吗？卵巢肿物恶变率高吗？

　　大部分卵巢囊肿为良性肿瘤，约10%良性卵巢肿瘤可能发生恶变。比如卵巢巧克力囊肿或成熟畸胎瘤（又称皮样囊肿）之类的良性的卵巢囊肿或肿瘤，部分可发展为恶性肿瘤。如果囊肿内有固体成分或是肿瘤生长迅速，应怀疑为恶性肿瘤。不幸的是，有时甚至最常用的肿瘤标志物也无法反映出这些卵巢肿瘤的恶性潜能。另外，绝经后的卵巢肿瘤患者恶性风险高，所以，绝经后出现的卵巢肿瘤建议手术切除。

26 | 良性卵巢囊肿都需要治疗吗？卵巢囊肿的治疗方法有哪些？

　　良性卵巢囊肿的治疗方法如下。

　　（1）药物治疗。如果考虑炎性囊肿，应该应用抗生素治疗，辅以中药治疗，如金刚藤、桂枝茯苓胶囊等。卵巢囊肿属中医学的"癥瘕"范围，多因正气虚弱，七情内伤，肝气郁结，或经期、产后风寒凝滞气血，或脾肾不足，水湿不化，气血运行受阻所致。中药治疗卵巢囊肿有行气、祛湿、补气、扶正固本、疏肝解郁、活血化瘀、软坚散结、消肿的作用，可全面调节内分泌，使气血经络通畅，囊肿消散，标本兼治。

（2）手术治疗。如果是单纯性囊肿，基本上是良性的，可以观察，4~8周后囊肿通常变小或者消失。如果囊肿不消失，但超声检查显示仍为单纯性囊肿，肿瘤标志物水平正常，则仍然可以继续严密观察。但卵巢囊肿长期存在，且直径大于5 cm的，应该手术治疗。

27 | 中医能治疗良性卵巢囊肿吗？卵巢囊肿应该吃什么药？

良性卵巢囊肿可以尝试中医治疗，其中包括中药治疗，如金刚藤、桂枝茯苓胶囊、康妇消炎栓、野菊花栓等；还可物理治疗等；但应定期复查，一般每个月复查1次，如肿瘤未消退或增大，应及时到妇产科就诊，以免贻误病情。

28 | 这次体检发现有卵巢囊肿，我也没什么不舒服的，该怎么办呢？

体检发现卵巢囊肿，无自觉症状，如果是单纯性囊肿，基本上是良性，可以观察，4~8周后囊肿通常变小或者消失。应检查CA125、CA19-9、CA15-3、甲胎蛋白等肿瘤标志物，如果肿瘤标志物水平正常，可在月经干净后第 3~7 天复查 B 超，如果囊肿不消失，但是超声显示是单纯性囊肿，仍然可以继续严密观察。如卵巢囊肿长期存在，且直径大于 5 cm 的，应该手术治疗。

29 我怀孕了，B 超提示"卵巢囊肿"，该怎么办？它会恶变吗？会影响孩子发育吗？

卵巢囊肿的发生和体内激素有一定的关系。而妊娠期的女性一般孕激素和雌激素水平都比较高，卵巢囊肿的发病率也会比较高。妊娠期间的卵巢囊肿大部分都是良性的，但是对妊娠还是有危害的。

早期容易引起流产；由于妊娠时盆腔明显充血，可使肿瘤迅速生长，体积增大。随着妊娠子宫月份的增长，肿瘤位置上升到腹腔，在妊娠中期时，容易发生扭转，进而发生坏死、破裂；到了妊娠晚期，肿瘤较大可引起胎位异常，甚至阻塞产道，造成难产。所以妊娠期间患者如出现腹痛、阴道出血等须及时就诊，医生要根据囊肿的大小及对胎儿的影响决定治疗方式，待妊娠中期可以进行卵巢囊肿的手术治疗。早孕期间进行卵巢囊肿的手术会因为出血、药物的影响等增加流产的风险，所以，妊娠期间发现卵巢囊肿需要手术治疗者一般选择在妊娠16~20 周时施行手术。

30 | 卵巢巧克力囊肿是怎么回事？巧克力囊肿是良性还是恶性疾病？

巧克力囊肿是有生长功能的（即有活性的）子宫内膜异位至卵巢形成的囊肿，卵巢发生了子宫内膜种植后，除卵巢表面及其皮质中可出现紫褐色斑点和小泡外，卵巢内的异位组织还可因为月经中反复出血而又不能排出，从而形成单个或多个的囊肿，即子宫内膜异位囊肿。由于囊肿内含有暗褐色黏糊状陈旧血，酷似溶化的巧克力，故一般都将其称为"巧克力囊肿"（图 3-2）。

巧克力囊肿自小而大，最大直径可达 25 cm。受卵巢激素的影响，囊肿中的异位子宫内膜组织也发生周期性出血，如此反复，囊腔内的压力过高，囊壁可出现小裂隙并有微量的血液渗出，但裂隙随即被渗出物引起的腹膜局部炎症反应和组织纤维化所愈合，久之与周围组织紧密粘连，使囊肿固定在盆腔内，不能活动。巧克力囊肿几乎不会发生蒂扭转，但它却容易发生另外一种并发症，即巧克力囊肿破裂（图 3-3）。月经期囊肿会长大，所以破裂多发生于月经期。

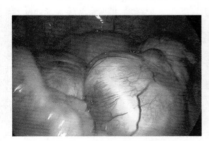 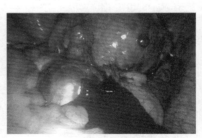

图 3-2　卵巢巧克力囊肿　　图 3-3　卵巢巧克力囊肿破裂流出囊内巧克力样液体

巧克力囊肿是子宫内膜异位症的一种病变,是良性病变,但非常容易复发。复发的原因很可能是体内重新生长的子宫内膜异位症。巧克力囊肿一般极少发生恶变。但是,巧克力囊肿也会恶变,因此,复发的巧克力囊肿应给予重视,至少应每年复查1次妇科超声。囊肿内有固体成分生长或生长速度快,均应警惕恶变可能,甚至有手术干预的必要。

31 卵巢巧克力囊肿必须手术吗?卵巢巧克力囊肿会影响怀孕吗?能根治吗?

卵巢巧克力囊肿并非必须手术,非手术治疗包括妊娠、口服避孕药、口服孕激素或皮下注射促性腺激素释放激素类似物,但如果囊肿逐渐增大,伴月经量增多、经期延长、痛经逐渐加重,囊肿直径大于5 cm,应该尽早手术治疗。囊肿越大,对卵巢皮质的破坏就越大,囊肿破裂出血的风险也更高。巧克力囊肿内的血液不能外流,张力越来越大,就会向卵巢组织中渗透,破坏卵巢皮质的结构和功能,对生育功能产生不良影响,卵巢巧克力囊肿患者一般会有盆腔子宫内膜异位症,多有盆腔粘连(图3-4),盆腔内环境发生改变,导致不孕。卵巢巧克力囊肿容易复发,一般很难完全根治。如无生育要求,近绝经期应采取根治性手术,包括全子宫和双附件切除。

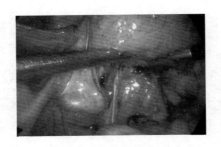

图 3-4　卵巢巧克力囊肿引起的盆腔粘连

32 为什么医生总说卵巢巧克力囊肿手术后容易复发？复发怎么办？我需要注意什么？

卵巢巧克力囊肿术后容易复发，因为只要有活性的子宫内膜存在即可复发。

卵巢巧克力囊肿术后使用促性腺激素释放激素类似物等药物如亮丙瑞林、达菲林等可以预防复发，复发的卵巢巧克力囊肿患者应该密切随诊其变化，必要时再次手术治疗。

生活中应避免经血逆流：①如发现先天性无处女膜、先天性阴道闭锁、阴道横隔、宫颈闭锁、后天性炎性阴道狭窄、宫颈管粘连等所引起的经血潴留，应及时手术治疗。②月经期避免盆腔检查。③月经期避免性生活。

33 | 体检 B 超提示卵巢畸胎瘤，畸胎瘤内为什会有牙齿、头发？

畸胎瘤起源于具有分化功能的生殖细胞，其成分包含有外胚层、中胚层及内胚层结构。畸胎瘤内除可见皮肤、脂肪、牙齿、毛发等组织外，还可以有神经节细胞、脑组织、平滑肌、甲状腺组织、乳腺组织、生殖器官、骨节、消化道组织、肺残迹等多种脏器组织。

34 | 畸胎瘤是我的"孪生兄妹"吗？畸胎瘤如果不做手术，最后会发育成一个胎儿吗？

畸胎瘤是先天性疾病，由于胚胎发育异常造成。细胞遗传学研究发现，绝大部分成熟畸胎瘤组织核型表现为 46，大写英文字母 XX 核型，少部分可出现染色体数目或结构异常。

畸胎瘤不会发育成一个胎儿，但确诊畸胎瘤建议尽早手术治疗。畸胎瘤分为成熟畸胎瘤和未成熟畸胎瘤。绝大多数的畸胎瘤是成熟畸胎瘤，这种畸胎瘤是良性肿瘤，但因为可发生肿瘤扭转、破裂、感染，甚至溶血性贫血等并发症，而且极少有恶变可能，所以建议手术治疗。未成熟畸胎瘤为恶性肿瘤，也就是大家说的卵巢癌的一种，所以一定要及早手术。

35 畸胎瘤是良性的还是恶性的？术后为什么容易复发？复发怎么办？

畸胎瘤分为成熟畸胎瘤和未成熟畸胎瘤。绝大多数的畸胎瘤是成熟畸胎瘤，是良性肿瘤，极少有恶变可能。未成熟畸胎瘤为恶性肿瘤，也就是大家说的卵巢癌的一种。

良性畸胎瘤手术后一般不易复发。如果良性畸胎瘤发生恶变，或未成熟畸胎瘤患者，手术后就会有复发的可能。卵巢畸胎瘤有10%～15%可发生在双侧卵巢。即使是良性的，也有可能发生在对侧卵巢，应定期行超声检查，监测双侧卵巢有无新发生的畸胎瘤。另外，手术时应彻底剥除畸胎瘤，以免留下含有畸胎瘤的正常卵巢。卵巢未成熟畸胎瘤复发率及转移率高，复发率与手术切除后的辅助化疗有密切关系。复发后根据患者病情，需要再次手术、化疗等治疗。

36 妊娠期发现卵巢囊肿，我需要做手术吗？

患者妊娠后发现卵巢囊肿应该第一时间到妇产科做一个全面

检查，查清楚囊肿的良恶性、部位、体积、大小和生长速度。一般来说，妊娠早期患者有直径 5~6 cm 的囊肿，极有可能为生理性囊肿，会随着妊娠的继续而消失，不必盲目担忧，可定期 B 超复查，一般至妊娠中期后囊肿可逐渐缩小以至消失，不需要手术。如果囊肿持续至妊娠中期，既不见缩小，也不见增大时，可观察，至产后再处理。或者是在行子宫下段剖宫产术同时行卵巢囊肿剥除术；如果囊肿持续至妊娠中期，囊肿增大，可行腹腔镜或开腹手术切除囊肿。如果 B 超显示囊肿超过 6 cm，特别是高度怀疑为恶性者，则不应考虑妊娠月份，须尽快剖腹探查。此外，妊娠期如果出现急性下腹痛怀疑卵巢囊肿蒂扭转或囊肿破裂时，应立即手术。

37 我患良性的卵巢囊肿，为什么肿瘤标志物也会升高？

肿瘤标志物是肿瘤细胞本身存在或分泌的特异性物质，目前所知的肿瘤标志物中，绝大多数不仅存在于恶性肿瘤中，而且也存在于良性肿瘤和胚胎组织，甚至正常组织中。因此，这些肿瘤标志物并非恶性肿瘤的特异性产物，但在恶性肿瘤患者中明显增高。故有人将肿瘤标志物称为肿瘤相关抗原。

用一个常见的肿瘤标志物 CA125 来举例，CA125 存在于很多组织内：子宫内膜、宫颈内膜、输卵管、腹膜、胸膜、心包膜等。所以除了卵巢上皮癌、输卵管癌、子宫内膜癌及间皮细胞瘤等可以出现 CA125 升高外，一些良性肿瘤、子宫内膜异位症和腹膜炎性反应等也会有 CA125 升高。但一般来说，卵巢上皮癌患者血清内 CA125 值很高，而妇科良性疾病则 CA125 值相对低一些。

38 | 为什么卵巢囊肿会随着月经周期发生变化？

卵巢囊肿与体内的激素水平是有关系的。卵巢囊肿可以是生理性的，生理性囊肿是正常的，随月经周期的变化可以自然消失。2~3 个月检查 1 次 B 超，月经前囊肿增大，月经后囊肿明显缩小甚至消失，生理性囊肿无须手术。卵巢巧克力囊肿月经期会反复出血，所以月经期会增大，破裂也多发生于月经期。

39 | 卵巢巧克力囊肿手术后医生建议我"打针"，为什么要打针？打针后不来例假会不会影响我以后怀孕？

卵巢巧克力囊肿，就是卵巢子宫内膜异位囊肿，剥除术后的患者复发率高，复发时间短，一般术后会建议使用促性腺激素释放激素（GnRHa）类药物皮下注射，这样就可以在短期内抑制异位病灶的生长。GnRHa 类药物可以减轻盆腔子宫内膜异位症、卵巢巧克力囊肿的症状，减少复发或延迟复发。而且停药后，可以提高妊娠成功率。如果患者近期无生育要求，可以每月注射 1 支，连续注射 6 支；如果近期有生育要求，可以每月注射 1 支，连续注射 3 支，停药后自然或促排卵受孕。

第四章

卵巢恶性肿瘤

40 卵巢恶性肿瘤怎么早发现？早期有什么症状？

卵巢恶性肿瘤是妇科病死率最高的恶性肿瘤，早期常没有症状，所以，如何早发现就显得尤为重要。其实，说起来也简单，咱们的每年体检，特别是高危人群的定期体检，注意检查 CA125 和妇科超声，就能做到早发现。也就是说大家要重视定期体检，体检时要做妇科的超声，如果再加上肿瘤标志物 CA125 等检测，就能够做到尽早诊断了。

41 怎么预防卵巢恶性肿瘤？口服避孕药可以预防卵巢癌吗？

卵巢癌病因不明，目前还很难提出有效的预防办法，关键是如何早期诊断，早期治疗。如大家要定期做盆腔检查；对已经出现实性的或囊实性的或直径>8 cm 的囊性附件包块，尤其对于绝经后出现的或伴有消化道症状者，应通过肿瘤标志物和影像学等检查，必要时行腹腔镜检查明确诊断，有恶性征象者应及早手术，就不要总是观察随访了。还有一种是遗传性卵巢癌（HOCS），家族成员是发生卵巢癌的高危人群，与 *BRCA* 基因突变密切相关，所以对 *BRCA* 基因突变者，一旦确诊，须终身随访（25 岁起，每年 1 次，包括盆腔和乳腺的检查），已生育或 35 岁后可行预防性卵巢切除（这一点目前尚有争议）。

有调查显示，口服避孕药是卵巢上皮癌的保护因素，高危妇女可通过口服避孕药预防卵巢癌的发生。

42　医生高度怀疑我得了卵巢癌，我首先应该怎么办？卵巢癌一定要做手术吗？不做手术行不行？还有其他治疗方法吗？

发现卵巢癌首先不要惊慌、自己吓自己，要及时去权威医疗机构就诊，争取尽早得到治疗。

卵巢恶性肿瘤因病理类型不同而治疗方案不同，多用手术治疗联合化疗、放疗等综合治疗。

手术是卵巢恶性肿瘤最主要的治疗手段之一。近年来，卵巢癌的化疗研究发展很快，有很多新药问世，不少治疗方案也在改进，但全面分期手术仍然是早期卵巢癌首选的基本治疗，以此来确定哪些患者需要化疗，哪些患者不需要化疗。所以，一旦发现卵巢癌，只要有手术机会，还是要及早手术的。特别要说到，卵巢恶性生殖细胞肿瘤仅占卵巢恶性肿瘤的 5%~15%，比较少见且多发于年轻女性，这种肿瘤对化疗很敏感，所以无论任何期别的卵巢恶性生殖细胞肿瘤，只要对侧卵巢和子宫未累及，都可以保留该侧卵巢和子宫，保留患者的生育功能。

对于放射治疗，不同类型卵巢恶性肿瘤的放射敏感性差别很大，卵巢内胚窦瘤、未成熟性畸胎瘤最不敏感，卵巢上皮癌及颗粒细胞癌中度敏感，无性细胞瘤最敏感，手术后再经放疗多能控制。但由于无性细胞瘤等恶性生殖细胞肿瘤多为青少年患病且化疗效果好，盆腹腔放疗的不良反应较大，放疗已很少用于治疗卵巢恶性肿瘤。

近年，生物治疗作为肿瘤治疗的第四种模式日益受到重视，生物治疗包括免疫治疗、基因治疗和各类细胞治疗，目前已进入临床研究阶段。

43 卵巢肿瘤手术后大夫说是恶性的，需要化疗，化疗可怕吗？能不能不做？化疗后头发都掉了怎么办？

从专业的角度说：循证医学的证据支持早期高危患者应予以化疗，而低危患者不能通过化疗获益。美国 2013 年版 NCCN 指南推荐，Ⅰa或Ⅰb期G1的患者可以不化疗；对Ⅰa、Ⅰb期的G2患者既可以考虑化疗3~6个疗程，也可考虑观察；其他早期患者都需要化疗。中华医学会妇科肿瘤学会的卵巢癌诊治指南推荐，卵巢上皮癌除Ⅰa期G1者外均应化疗。目前国内的共识是Ⅰ期卵巢癌只要具备以下1个以上高危因素，即应予以化疗：①未精确手术分期；②组织学上属预后不良类型，如透明细胞癌、移行细胞癌等；③中、低分化肿瘤；④Ⅰc期（表面有乳头、破裂或包膜不完整、腹水或腹腔冲洗液细胞学阳性）；⑤肿瘤周围组织有粘连；⑥肿瘤细胞DNA倍体分析为非二倍体。这些你可能看不太懂，其实，你只需要知道只有很早期的卵巢癌不需要化疗外，其他均需要化疗。

再说说化疗吧，其实化疗就是用药物来治疗卵巢癌，采用化疗治疗卵巢癌不仅可以杀死癌细胞，对人体的正常生长细胞也有一定的杀伤作用，特别是那些代谢增生比较活跃的组织，如骨髓的造血细胞、皮肤、毛发、消化道等，化疗药物也可杀伤其他系统细胞，如损伤神经细胞，引起神经系统症状。对骨髓的影响，主要是引起骨髓抑制，使血常规改变，红细胞、白细胞、血小板数下降等。对消化道细胞杀伤可引起厌食、呕吐、恶心、便秘、腹泻等。生发的毛囊受抑制，引起脱发。不过，化疗结束，头发又会长出来的。化疗期间就选顶不错的帽子吧！

44 | 得了卵巢癌还能活几年？

其实这就是说到了卵巢癌患者的预后，无法非常确切地说到底能活几年。卵巢癌的预后与肿瘤分期、病理类型、分级，以及年龄等有关。影响预后的最重要因素是肿瘤期别和初次手术后残存灶的大小，也就是说，期别越早、残存灶越小预后越好。

45 | 做了卵巢癌手术我是不是就衰老了？

卵巢癌的手术目的、范围和操作根据肿瘤的组织学类型、临床分期及患者的具体情况而有所不同。如果患者年轻，病情又允许，做的是保留生育功能的手术，则术后不会衰老；如果患者不属于上面情况，做的是全面分期手术，切除了双侧卵巢，没有了分泌雌激素的卵巢，体内雌激素水平下降，人是会衰老的。但对于绝经后妇女，卵巢早已不再分泌激素了，术后不存在衰老的问题。

46

我还年轻就得了卵巢癌，还想生孩子，该怎么办？还有可能保留子宫和卵巢吗？

别着急，得了卵巢癌还是有机会保留子宫和卵巢的。卵巢恶性肿瘤的手术目的、范围和操作，要根据肿瘤的组织学类型、临床分期及患者的具体情况而有所不同。

手术是卵巢恶性肿瘤最主要的治疗手段之一，它有三大类：①诊断性手术，主要目的是术中取活检获得病理诊断，明确肿瘤分期，评价治疗效果。②治疗性手术，其目的是尽量切除肿瘤。③姑息性手术，主要目的是缓解患者症状，改善生活质量。对早期（临床Ⅰ期、Ⅱ期）卵巢癌均应进行全面分期手术或再分期手术，主要目的是为了准确分期，这对判断预后、指导术后治疗均有重要意义。对卵巢生殖细胞恶性肿瘤，有生育要求的患者不论期别早晚均可施行保留生育功能的全面分期手术。但对于卵巢上皮癌，施行保留生育功能（保留子宫和对侧附件）的手术应该谨慎和严格选择。所以你要和你的医生很好地交流，明确自己的卵巢癌病理类型和期别，结合自己的愿望，寻找一个相对合适的治疗方案。

47

我都绝经好几年了，以前也没有妇科病，体检发现卵巢癌，我才不想治疗呢，家人不同意，我该怎么办?

首先应该接受家人意见，及早去医院检查。

卵巢肿瘤是常见的妇科肿瘤，可发生于任何年龄。其组织学类型繁多，但在不同年龄组分布有所不同。卵巢恶性肿瘤是女性生殖器常见的三大恶性肿瘤之一，由于卵巢位于盆腔深部，早期病变不易发现，晚期病例也缺乏有效的治疗手段，因此，卵巢恶性肿瘤致死率居妇科恶性肿瘤首位，已成为严重威胁妇女生命和健康的主要肿瘤。

目前卵巢癌没有有效的预防办法，关键是如何早期诊断，早期治疗。绝经妇女，由于没有雌激素的支持，生殖器官逐渐萎缩，若绝经后触及卵巢（PMPO）或发现卵巢囊肿，均属可疑症状，应提高警惕，应从免疫学角度进一步找出更特异的血清学诊断。及早诊断，及早治疗，千万不要错过最佳治疗时机。

48

卵巢癌遗传吗?

卵巢癌是可以遗传的。对有癌症家族史者，包括卵巢、乳腺、直肠等处的癌，更应注意监测。有明显家族史、卵巢癌患者的后代，特别是*BRCA1*基因突变者，一旦确诊应严格进行终生随访（25岁起，每年1次，包括盆腔和乳腺的检查），对已生育或35岁后可行预防性卵巢切除以预防卵巢癌的发生，但这一点目前尚有争议。

49 女性肿瘤标志物升高一定是得了卵巢癌吗？

不一定。卵巢癌的诊断应结合患者的病史和体征，进行必要的辅助检查确定：①盆腔肿块是否来自于卵巢。②卵巢肿块的性质是否为肿瘤。③卵巢肿瘤是良性还是恶性。④肿瘤的可能组织学类型。⑤恶性肿瘤的转移范围。

其中常见的肿瘤标志物检查有：① CA125。80%卵巢上皮癌患者血清 CA125 水平升高，但近50%的早期病例并不升高，所以不单独用于卵巢上皮癌的早期诊断。约90%以上患者 CA125 水平与病程进展相关，所以更多用于病情检查和疗效评估。②血清 AFP。对卵黄囊瘤（又名内胚窦瘤）有特异性诊断价值。未成熟畸胎瘤、混合性无性细胞瘤中含卵黄囊成分者，AFP 也可升高。③血清 HCG。对诊断非妊娠性卵巢绒癌有特异性。④性激素：颗粒细胞瘤、卵泡膜细胞瘤分泌较高水平雌激素，浆液性、黏液性囊腺瘤和勃勒纳瘤有时也可分泌一定量的雌激素。

所以，当你发现自己的肿瘤标志物高于标准时，还要结合盆腔超声等影像学检查来明确自己是否得了卵巢癌。

50 | 恶性卵巢肿瘤如果无法手术，还有什么其他的治疗方法？

卵巢恶性肿瘤的治疗原则是手术为主，辅以化疗、放疗的综合治疗手段。对于晚期恶性肿瘤患者，若经评估无法达到满意的手术效果，那么在取得明确的组织学诊断后，可考虑先进行2~3个疗程的新辅助化疗，使肿瘤缩小，以获得手术机会。

51 | 我得了乳腺癌，为什么卵巢也受影响？卵巢转移性癌是怎么回事？

体内任何部位如乳腺、胃肠道、生殖道、泌尿道等的原发性恶性肿瘤，均可能转移到卵巢，这种原发病灶不在卵巢的卵巢恶性肿瘤称为卵巢转移癌。

美国著名演员安吉丽娜·朱莉由于BRCA1基因缺陷而预防性切除了双侧乳腺，后来又预防性切除双侧输卵管、卵巢。那么什么是BRCA1基因呢？BRCA1和BRCA2基因是一种抑癌基因，其发生突变导致癌基因激活而致癌。家族性或遗传性卵巢癌

（familial or hereditary ovarian cancer syndrome，FOCS or HOCS），80%~90% 的 HOCS 有 *BRCA1* 和 *BRCA2* 基因的突变。与散发性乳腺癌相比，*BRCA1* 和 *BRCA2* 基因突变者发生乳腺癌的风险增加 4~6 倍，发生卵巢癌的风险增加 10 倍。

52 为什么还没有月经初潮的小姑娘也会得恶性卵巢肿瘤？是天生的吗？

还没有月经初潮的小姑娘虽然卵巢功能尚未完善，但已经具有了发生肿瘤的条件，所幸儿童的卵巢肿瘤发病率低，但恶性比例高，约占 50%。儿童的卵巢肿瘤以生殖细胞肿瘤为主，恶性比例较高，发展快。对于儿童卵巢肿瘤的处理须注意其生理特点，任何治疗方式均可能对尚未成熟的儿童产生永久影响。目前对于卵巢恶性生殖细胞肿瘤，化疗是非常敏感的，在手术切除原发肿瘤的同时，尽量保留子宫及对侧正常卵巢，以保留其生育能力，术后化疗是目前常用的治疗手段。

53 为什么恶性卵巢肿瘤会产生腹水？肚子里的水是怎么来的？

一般来说，恶性卵巢肿瘤容易直接蔓延、发生腹腔内种植和淋巴转移，其特点是盆腔、腹腔内广泛转移，导致腹膜毛细血管壁损伤，使得血管通透性增加，导致液体、蛋白质渗入腹腔，形成腹水。所以，很多卵巢癌患者肚子里的水就是这样来的，她们是以腹胀为主诉来就诊的。

第五章

关于卵巢手术

54 我的妇科超声提示卵巢肿物好多年了，也没见有变化，但总是有，该手术吗？卵巢肿物如果不做手术，会有什么后果？

卵巢肿物的持续存在是否需要手术，这是需要考虑多种因素的，包括妇科检查肿物的大小、质地、活动度，B超提示肿物的形态、有无血流信号等，还可以参考肿瘤标志物，多方面综合考虑是否需要手术。如果不进行手术，最严重的后果就是卵巢恶性肿瘤可能在早期没有被发现，一旦出现了临床症状，通常卵巢癌已经是晚期了。

55

我有次突然肚子疼，来医院说什么卵巢囊肿扭转就做了手术，其实一直想当时是不是可以不做呀？

卵巢囊肿蒂扭转是常见的妇科急腹症，约 10% 的卵巢囊肿可发生蒂扭转。治疗原则是一经确诊应尽快进行手术治疗。因为若发生急性扭转后而未及时手术，肿瘤可发生坏死、破裂和继发感染。若发现及时，可以保留卵巢，仅行卵巢囊肿剥除术；若发生坏死或感染，即使是年轻患者，手术的范围也是将瘤体和瘤蒂一并切除，也就是说患者会失去一侧附件。

56

卵巢囊肿剥除术和卵巢切除术是一回事吗？哪个对人体影响大？卵巢肿物剥除后还会复发吗？如果再复发怎么办？

卵巢囊肿剥除术和卵巢切除术不是一回事。卵巢囊肿剥除术只剥除卵巢肿物，保留正常的卵巢组织，可保留卵巢功能，而卵巢切除术是将整个卵巢组织切除，一定程度上会影响卵巢功能。但人体有两个卵巢，当另一个被切除，留下的能够起到代偿作用，妇科专科医生会根据患者的年龄、生育要求、病情、患侧卵巢的破坏程度、对侧的卵巢功能状态，建议患者是否切除患病的卵巢；某些疾病采取卵巢囊肿剥除术后有复发的可能性，尤其是卵巢子宫内膜异位囊肿，术后复发的可能性极大，故术后应配合药物的治疗。一旦复发，需要再次行手术治疗，甚至需要行卵巢切除术。

57 我以前因为卵巢巧克力囊肿都做过手术了，可是又复发了，还痛经，我该怎么办，是不是老得做手术啊？

卵巢巧克力囊肿是指子宫内膜组织移位到卵巢皮质，异位的内膜仍受卵巢激素的周期性影响，每月发生月经样的出血，但无法排出，在卵巢内越积越多，形成囊肿，其内积血外观似液体巧克力，故得名。在形态学上呈良性表现，但在临床行为学上具有类似恶性肿瘤的特点。持续加重的盆腔粘连、痛经及不孕是其主要的临床表现。术后复发需再次手术治疗，手术后可以使用GnRHa 类的药物辅助治疗，有生育要求的可在停药后尽早妊娠。卵巢巧克力囊肿的根治性手术范围是将子宫、双附件及盆腔内所有异位内膜病灶予以切除和清除，适用于 45 岁以上的重症患者。

58

卵巢癌手术都切除哪些东西？术中需要一并切除子宫吗？医生说我的卵巢肿物可能是恶性的，手术切除范围会较大，我相信医生，可是又担心手术会不会有风险？

早期卵巢癌以手术作为首选治疗方法。手术的目的是切除病灶的同时进行全面分期手术，包括：腹腔细胞学检查（腹水，或盆腔、结肠侧沟、上腹部冲洗液）；盆腹腔全面的探查；仔细探查及活检（粘连、结扎及可疑部位，特别是结肠侧沟、膈肌和肠系膜等）；大网膜切除；全子宫和双附件切除；盆腔及腹主动脉旁淋巴结清除。

早期卵巢癌的保守性手术又称保留生育功能的手术，即保留子宫和对侧附件，其余手术范围同分期手术。

晚期卵巢癌可行肿瘤细胞减灭术，指在手术治疗恶性卵巢癌时，尽可能切除肿瘤组织，使最大残留病灶直径不超过2 cm，以利术后采用化疗达到长期缓解甚至根治的目的。手术范围包括全子宫、双附件、阑尾、大网膜及其他可切除的转移病灶，如欲达到成功的肿瘤减灭目的，可包括膀胱和肠道部分切除术。

59 切除卵巢是大手术吗，需要多长时间？术中可能大出血吗？

在妇科手术中，卵巢切除术算不得特别大的手术。对绝大多数的患者而言，都是可以耐受这个手术的。手术的时间依据肿瘤的大小、性质及是否有过盆腔手术史等因素决定。任何手术都有术中大出血的可能性，但是切除卵巢大出血的可能性不大。

60 卵巢手术中会出现什么意外情况？卵巢手术中会损伤肠管吗？会损伤输尿管吗？

一般情况下，肠管和卵巢之间是没有粘连的，只要手术时把患者摆成头低脚高的截石位，肠管就会自然地聚集到腹腔而不会影响手术操作，也不会损伤肠管。但是，卵巢手术中仍然存在损伤肠管的可能性。比如，肠道与卵巢存在严重粘连，或者因为囊肿过大，手术野暴露不清楚等情况，都有可能引起肠管的损伤。由于输尿管与卵巢相毗邻，关系密切，卵巢手术中钳夹、缝扎、止血时，有可能损伤输尿管。比较常见的输尿管损伤是缝扎造成的输尿管狭窄、梗阻、扭曲、坏死，最后出现输尿管瘘。

另一种比较常见的损伤是腹腔镜手术时采用电热能源止血，

由于电热传导而造成输尿管损伤和坏死，如果不能正常修复，最终发展为输尿管瘘。输尿管损伤在较为困难的腹腔镜下卵巢手术中较为常见。然而，只要小心操作，仔细辨认，腹腔镜卵巢切除术也是相当安全的，绝大多数的输尿管损伤都是可以避免的。

61 卵巢囊肿该手术了，说有"打孔"的，有开肚子的，我该怎么选呢？卵巢手术一定需要从肚子上切个大口吗？

我们所说的"打孔"和"开肚子"分别是指腹腔镜手术和开腹手术。腹腔镜技术的出现是医学上的一大进步。腹腔镜手术范围逐渐扩大，大部分经典的妇科开腹手术已被腹腔镜手术所取代。但不是所有人都适合腹腔镜手术的，要根据病情和患者自身的情况及医生的技术水平和医院的手术器械、设备情况等综合考虑选择手术途径。

62

所有的卵巢手术患者都可以选择腹
腔镜手术吗？开腹手术及腹腔镜手
术对卵巢的影响一样吗？腹腔镜手
术能把肿瘤做干净吗？

腹腔镜手术是一种微创外科技术，在技术上，妇科腹腔镜手
术已经能够完成几乎所有的妇科良、恶性疾病的手术治疗。尤其
是我国妇科恶性肿瘤的腹腔镜手术，目前已处于世界领先水平。
腹腔镜手术完全可以将肿瘤切除干净。腹腔镜与传统开腹手术相
比，视野更加清晰，从而使得手术更加准确、精细，对病灶的切
除更加干净、彻底，且术中出血少，手术更安全。两种手术方式
对卵巢的影响是一样的。

63

卵巢切除了，输卵管还需要留着吗？
卵巢切除后对子宫有什么影响？

卵巢切除后没必要保留输卵管，如果保留，反而增加了患输
卵管癌的风险，好多卵巢肿瘤其实是源于输卵管。如果切了一侧
卵巢，保留有另一侧卵巢，则对子宫影响不大；如果切除双侧卵
巢，因为没有雌激素及孕激素的周期性作用，不会再有月经，因
此没有必要保留子宫了，可行全子宫切除。但是，如果患者对子

宫切除有心理抗拒，也可以保留子宫。但需要让她们知道保留子宫遗留下的问题。

64 卵巢手术后，如果全部切除了卵巢是否就不产生卵子了？就没有生育能力了吗？还有月经吗？还能正常生孩子吗？

如果卵巢全部切除，不会产生卵子，没有了雌激素及孕激素的分泌，不会有月经，也就没有生育能力，不能生孩子了。

65 卵巢囊肿剥除术后患侧卵巢还能排卵吗？有卵巢囊肿，可我还没有孩子，是先做手术还是先怀孕？怎么治疗？

一般卵巢囊肿剥除术并没有破坏卵巢本身的正常组织，是可以继续排卵的；相反，如果术中因为止血损伤了卵巢皮质，破坏了卵泡，是会影响排卵的。

先做手术还是先怀孕取决于怀孕是否困难、囊肿的大小、根据临床表现及辅助检查综合考虑卵巢囊肿良恶性的可能性，如果高度怀疑恶性，当然是先治疗；如果卵巢囊肿小于 5 cm，且良性可能性大，而且患者年龄大，急需要孩子，可以先要孩子，孕期就可能面临卵巢囊肿蒂扭转、破裂等风险。

66 卵巢切除后，肚子里空了一块，人会感觉不舒服吗？

不会的，正常育龄期女性卵巢大小 4 cm×3 cm×3 cm，近绝经期女性卵巢会逐渐萎缩，表面及周围其他组织会在卵巢切除后覆盖，所以不会觉得空了一块地，也不会觉得不舒服。

67 卵巢手术后会不会变老，会不会男性化？有人说会长胡子，是真的吗？

对于未绝经女性，双侧卵巢切除术后没了雌、孕激素，会提前进入更年期，或者说提前衰老。但对于已经进入围绝经期或绝经期的女性而言，卵巢已经基本没功能了，也无所谓变老。虽然没了雌、孕激素，但是女性体内的雄激素含量远远低于男性，也没有产生雄激素最主要的器官，所以不会长胡子，也不会男性化。

68

卵巢切除术后的激素替代治疗，补充激素会有其他的不良反应吗？

国内著名绝经顾问专家、北京协和医院的徐苓教授在 2011 IMS 指南的最新建议中重点强调了不良事件乳腺癌的发生风险没有因使用激素替代治疗（HRT）而增加；强调激素替代治疗应该是维持围绝经期和绝经后妇女健康的全部策略中的一部分；提出了"四最概念"，即在最合适的时间+用最合理的方案，做到获益最大化+风险最小化。HRT 必须个体化，根据症状、预防需要、个人史、家族史、相关检查的结果、女性的嗜好和期望等制订治疗方案。

激素替代治疗的主要危险是可能增加子宫内膜癌的发生率，主要见于用药 5 年以上者，加用孕激素可降低发病率。可能出现水肿、乳房胀痛、食欲增加和恶心等不良反应，通常在治疗几周后自然消失。可能出现轻度雄激素效应，如脂溢性皮炎或粉刺等。雌激素可降低胆汁中鹅脱氧胆酸而可能增加胆石症的发病率。可能增加血栓风险，因疾病或手术需要长期卧床者酌情停用。

69

因为恶性卵巢肿瘤需要做手术，可是我还年轻，没有孩子，术前有没有什么方法可以保护我的卵巢？

　　年轻女性的卵巢恶性肿瘤，只有恶性程度比较低，并且早期发现者，才有保留生育功能的机会。如果经过评估可以行保留生育功能的手术，那在进行手术时，医生会尽量保留健康的一侧卵巢，这样可以增加将来受孕的机会。但是如果保留了生育功能，也就是说手术的范围不够大，将来复发的风险是比较高的，还是需要慎重考虑的。而且在完成生育后，我们建议再次手术，以达到恶性肿瘤手术范围的要求。

第六章

卵巢手术术前评估和准备

70 卵巢肿瘤手术需要住院吗？要住多久呢？

对于经医生评估需要手术治疗的卵巢肿瘤，是要住院治疗的，无法在门诊进行该类手术，而住院时间的长短要根据手术类型、手术方法及术后恢复情况综合评价后决定。

对于良性的卵巢肿瘤，行卵巢囊肿剥除或附件（包括卵巢、输卵管）切除的，手术顺利的患者，住院时间相对短，如果手术方式为经腹腔镜手术，那术后恢复会更快，一般术后3~5天即可出院。如果是卵巢的恶性肿瘤，手术切除范围相对增大，手术时间增加，术后恢复的时间也会相应的增加，需结合术后恢复情况决定。

卵巢疾病100问

71 | 我准备做卵巢肿瘤手术了，需要做哪些检查呢？手术前要做哪些准备？

如果决定做卵巢肿瘤手术，术前应对全身情况进行全面检查，特别注意血压、心、肺、肾功能等，医生会对患者的腹部、外阴、阴道、宫颈、子宫等情况做检查与评估。同时也应进行一些相应的辅助检查，包括：血、尿常规、凝血功能、血型鉴定、肝肾功能、传染病系列（乙肝五项、丙型肝炎抗体、梅毒螺旋体抗体、艾滋病抗原抗体检查）、必要的女性肿瘤标志物、上腹部超声、妇科超声及胸部 X 线片等。

患者术前应调整好心态，配合医护人员做好术前准备，比如：备皮（剔除手术区内体毛）、灌肠、术前输注抗生素等。另外，还有一项非常重要的工作就是术前和患者授权委托的家属一起签署手术知情同意书，术前和手术医生充分地沟通交流，充分了解手术的方式、方法及风险，毕竟手术是存在风险的，交代病情是医生的责任，充分了解病情及风险也是患者的权利，只有您充分了解并同意手术风险，签署手术同意书后才能如期进行手术。

72 | 我明天就要做卵巢肿瘤的手术了，今天能吃东西吗？能洗澡吗？

对于明天即将做卵巢肿瘤手术的患者，术前1天晚上不宜进食太多，午夜12点以后是不可以再吃东西的，手术当日清晨仍然不能进食、进水，这是为了手术麻醉安全，因为麻醉之后可能会引起胃里的食物反流，如果术前吃了东西，禁食时间不足，食物反流入气道可能导致窒息引起生命危险。

术前可以冲凉（洗澡），但应注意几点：①安全第一，避免滑倒、摔伤等意外；②避免受凉、感冒、发热等，否则会影响第二天手术，导致手术不能按期进行或影响术后恢复。

73 | 最好在月经期的什么时候做手术？来月经了还能做手术吗？我的月经快来了，现在做手术合适吗？

卵巢肿瘤的手术一般应该在月经干净后3~5天做比较合适。对于考虑为良性肿瘤的择期手术，如果遇上月经来潮，或者快来潮，建议等月经干净后再手术。因为月经期盆底血管处于充盈状态，手术会增加出血的概率，感染概率也会增加。但如果是急诊手术或者限期手术，也就是有急腹症，比如卵巢囊肿扭转或破裂，腹痛剧烈不能忍受，或者考虑卵巢恶性肿瘤，多等待一天就多增加一分卵巢坏死或导致肿瘤转移危及生命的情况时，无论是否处于月经期，都必须及时手术，因为相对于出血、感染等并发症而言，保命和保证器官不受损伤更为重要。

74 我没有过性生活能做卵巢囊肿手术吗？

可以的。目前治疗卵巢囊肿的常用的手术方式为开腹或腹腔镜手术，也就是老百姓常说的"从肚子上划个口或者打几个洞"，而这两种手术方式均不经过阴道操作。阴道、处女膜等组织结构是不会受到影响的，所以即使没有过性生活史的女性也能做卵巢囊肿手术，不用有任何心理负担和顾虑。

75 明天要做卵巢肿瘤手术了，可是我不想剃阴毛，可以吗？

这个当然是不可以的！剃阴毛是术前准备中手术野的准备，因为阴毛上存在着较多细菌，为了达到更好的消毒目的，更大程度地减少感染的风险，术前剔除阴毛非常必要。在现实中，阴毛的疏密个体差别很大，阴毛稀少或无阴毛的妇女如果其他第二性征正常（如乳房发育、体型、声音变化等），月经也能按时来潮，说明性器官的发育及性功能不会有什么问题，能够过正常的性生活，也会有正常的生殖能力。而且阴毛剔除后是可以再生长出来的，所以完全不用有顾虑。为了手术的安全，最大程度地将一切风险降低，术前请放心接受剔除阴毛的术前准备吧。

76 我患有糖尿病、高血压，能承受卵巢肿瘤的手术吗？是否先降糖、降压后再做手术？手术后伤口会感染甚至裂开吗？

糖尿病和高血压已经成为危害人类健康的常见慢性疾病，它们并不是疑难杂症，但如果没有定期监测、按时用药治疗，血压、血糖控制不好，会导致一系列的并发症，这个是比较可怕的。对于有糖尿病、高血压的患者，术前应将血压、血糖控制在理想的范围内才行，监测血糖、血压控制良好才可以进行手术的。

对于每一位手术患者来讲，都要面对术后伤口可能感染、裂开的风险，但是，术后医生会根据手术的种类使用相应的抗生素预防感染，所以术后伤口感染、裂开的概率是很低很低的。可是对于糖尿病患者，尤其是患糖尿病时间长，血糖控制不理想，或者已经出现眼底、肾脏等并发症的患者来讲，术后伤口感染的概率是会大大增加的，而降低术后伤口感染、裂开的第一步就是控制血糖！

77 我的心脏不好，做过心脏支架的人能承受手术吗？风险是不是很大呀？

对于做过心脏支架手术的患者，术前需要充分评估心脏情况，完善心电图、超声心动图、冠脉造影等必要的辅助检查，必要时还要请心内科医生会诊共同评估心脏功能，决定能否手术。对于治疗后心功能良好的患者，是可以接受卵巢肿瘤手术的。当然，相对于没有心脏手术病史的人来讲，做过心脏支架手术的患者术中出现心律失常、心脏停搏等心脏不良事件的风险相对是增加的，但是术中会有麻醉师、手术医生等许多人员的保驾护航，会尽最大可能地将风险降到最低。当然，这类患者大多只能在三级甲等综合医院进行手术。

78 医生说我得了阴道炎，那我什么时候可以做卵巢的手术？

阴道炎属于妇科炎症的一种，可予以阴道上药等方法积极治疗，待治愈后再做卵巢疾病的手术。但如果病情紧急，继续等待会加重病情或延误治疗时，应该立即手术。

79 | 我好像有点"感冒"，明天能够手术吗？

老百姓所说的"感冒"也称为上呼吸道感染，感冒时身体抵抗力会下降，身体容易出现感染的症状，甚至发热，这些情况会影响到手术后患者身体的恢复，尤其是咳嗽症状，对术后伤口愈合不利，有可能导致伤口开裂，术后咳嗽也会增加伤口的疼痛。所以，对于病情不是很急的手术，还是等到"感冒"痊愈了再做吧。

80 | 我以前做过腹腔镜手术，此次还能做吗？有啥风险？

是可以做的，但是因为以前做过手术，可能腹腔里会有粘连，粘连严重会增加副损伤的风险，比如说肠子粘连在一起了，分离粘连的时候肠子就容易破；比如膀胱、输尿管粘连了，手术的时候可能发生膀胱破裂，输尿管损伤，这就需要进一步的手术修补了。

81 | 我要做卵巢肿物切除术了，我的家人什么时候来医院好呢？

家属最好要在术前谈话时来，这样就能多了解你的病情和手术方式，待你手术时有什么问题，医生能够很好地跟家属沟通。并且提前来医院，也可以缓解你的术前紧张情绪。当然，你手术的时候家属更应该在手术室外等待，以便术中出现特殊情况，医生能够及时与家属沟通。

82 | 我有吸烟习惯，术前需要戒烟吗？

是的，吸烟有害健康，大家都知道，尤其是围手术期，吸烟会影响你的康复，所以一定要戒烟。

83 | 我一直有锻炼的习惯，明天手术，今天可以去跑步或者游泳吗？

平时锻炼身体是好的，但是术前不建议剧烈运动，会延长术后康复的时间。术前建议适当休息，养精蓄锐以迎接第二天的手术。

84 我很害怕手术，我的家人能和我一起进手术室吗？

这是不可以的。手术室要求最大限度的无菌，以减少患者术中术后的感染，所以家属是不允许进入手术室的。一般医院要求，家属在特定的区域等候，以便医生随时与家属沟通。

85 我一直戴着结婚戒指，可以带进手术室吗？

不可以。这是因为：①佩戴首饰影响手术操作，术中戒指可能会咯伤手指；②术中可能会损伤戒指，或在转床过程中造成戒指丢失；③在手术时我们还可能会使用单极电凝、电切，身上佩戴的金属物可能会造成意外的电灼伤等副损伤。

86 手术中需要把切下来的东西送去化验吗？快速冷冻切片结果可靠吗？

任何手术中切下来的东西都要送病理。一般如果术中临床医生考虑为良性，则切下来的东西术后送病理即可。如果术中临床医生怀疑恶性或与术前诊断不符，则需送快速冷冻切片。快速冷冻在术中能给予医生以指导，以便及时更改和调整手术方案；但快速冷冻切片的准确率只有92%~98%，如果冷冻切片提示为恶性，则患者基本上可诊断为恶性肿瘤；如果冷冻切片提示为良性，术后石蜡病理仍有恶性可能。但最终还需石蜡病理确诊。

87 所有的卵巢手术时间都一样吗？手术大概要多长时间？我的家人需要一直在手术室外等候吗？

手术时间并不一样，一般来说良性卵巢肿物可能需要0.5~2小时，但与手术难易程度有关，如果粘连严重或者肿物巨大，可能需要更长时间；如果是恶性卵巢肿物，一般需要3~5小时。且这里所说的时间是指手术医生操作的时间。其实患者进入手术室后，医生还有很多准备工作，比如输液、摆体位、麻醉医生进行麻醉，手术结束后需麻醉清醒，这些都需要额外时间，所以家属在外等待的时间比这提到的手术时间要长得多。整个过程家属都需要在手术室外等候，因为如果有任何问题，手术医生或麻醉医生都需随时与家属沟通。

88

卵巢的手术会出血很多吗？什么时候需要输血呢？如果手术中要输血，我可以输家里人的血吗？

术中出血多少与手术难易程度有关。一般的卵巢手术出血不多，无需输血。但如果术中粘连严重损伤大血管或者是卵巢恶性肿瘤，则出血可能会较多。如果术中出血不多，医生不会给患者输血。因为尽管输血风险较小，但仍有感染艾滋病毒、梅毒、疟疾等传染病的风险。如果手术中出血多，需要输血，是不可以直接输家属血的。因为输血需要提前交叉配血，如果需要输血才抽家属的血进行交叉配血，时间上来不及，且一个家属一次只能献400 ml，可能并不够。且现在输血并不直接输全血，医生需要根据情况选择输悬红、血浆或者血小板，这都需要血库提前一段时间准备。血库中的血都是经过严格检验的，输血前也会严格核对，所以说相对安全，不必太过担心。

第七章

卵巢手术的麻醉问题

89 做卵巢肿瘤手术前，麻醉师会来评估或告诉我麻醉的风险吗？麻醉有什么风险？常见的麻醉意外和并发症都有哪些呢？

通常，主管医生会在手术前和麻醉医生沟通并评估你的麻醉风险。大多数情况下，麻醉医生会在术前进行访视，向你告知麻醉风险，并制订麻醉方案。在不同的医院，麻醉医生术前麻醉访视的具体做法可能不完全相同。通常麻醉访视在手术前一天进行，麻醉医生会来到你的病房，再次询问你的病史、进行体格检查、查阅辅助检查报告单，对你进行全面的评估后看有无麻醉禁忌证，选择最合适的麻醉方式，并将相关的麻醉风险告诉你，同你签署麻醉知情同意书。

通常，手术医生会认真评估患者的健康状况，如果患者合并有严重心脏病、高血压、糖尿病等疾病时，有可能需要请相关的专科医生评估相关的麻醉风险和手术风险，为确保患者身体状况能耐受手术，有可能需要更改手术方式。

麻醉是一种侵入型操作，所以也是有风险的。因麻醉方式和使用的药物不同，麻醉风险和相关并发症的表现形式、严重程度及对身体的危害也会有所不同。

（1）椎管内麻醉：将麻醉药物注入椎管的蛛网膜下腔或硬膜外腔，脊神经根受到阻滞使该神经根支配的相应区域产生麻醉作用，此为椎管内麻醉。根据注入位置不同，可分为蛛网膜下腔麻醉（又称腰麻）、硬膜外阻滞、腰硬联合麻醉、骶管阻滞麻醉。

1）蛛网膜下腔麻醉可能出现以下意外或并发症：①麻醉中异常情况 a. 麻醉失败。注药速度过慢或体位调整不当，针口脱出未注入合适剂量，药液混入血液使药效降低，脑脊液 pH 高使药液沉淀等各种因素，导致麻醉效果不佳甚至失败，可能需要重新麻醉或更改麻醉方式如全身麻醉。b. 血压下降，麻醉平面升高血压下降较为明显，低血压的发生和血压下降的幅度则与阻滞范围的大小、患者的全身状况和机体代偿能力密切相关。c. 呼吸抑制，椎管内麻醉对呼吸功能的影响主要取决于支配肋间肌和膈肌运动功能的脊神经被阻滞的范围和程度。当肋间肌大部分或全部麻痹，肺通气功能有不同程度的影响。一旦膈神经也被阻滞，则可能导致严重通气不足或呼吸停止。d. 恶心呕吐，多因循环抑制低血压引起脑缺氧，兴奋恶心呕吐中枢，麻醉后交感神经阻滞，迷走神经兴奋致胃肠蠕动增强，外加手术中牵引等刺激也引起呕吐。②麻醉术后并发症 a. 头痛，较常见的并发症，头痛多于麻

卵巢疾病 100 问

醉作用消失后（6~24 小时）出现，2~3 天最剧烈，一般在 7~14 天消失，少数患者可持续 1~5 个月甚至更长。b. 尿潴留，多因支配膀胱神经恢复较晚所致，也可能下腹部手术刺激、会阴及肛门手术疼痛、患者卧床不习惯卧位排尿有关。严重者需要导尿治疗。c. 下肢瘫痪，少见的严重并发症，多因粘连性蛛网膜下腔炎造成，治疗效果差。d. 马尾神经综合征，下肢感觉运动长时间无法恢复，大便失禁，尿道括约肌麻痹等骶神经受累。

2）硬膜外阻滞麻醉可能出现以下意外和并发症：①穿破硬脊膜。②全脊髓麻醉，穿刺针或硬膜外导管误入蛛网膜下腔，过量药物注入而产生广泛阻滞，临床表现全部脊神经支配区域无痛觉，低血压、意识丧失、呼吸停止甚至心搏骤停、患者死亡，是严重并发症。③神经根损伤，损伤神经根时患者常诉电击样痛并向单侧肢体传导。表现为受损神经支配区域疼痛、麻木感，典型症状伴发咳嗽、憋气时疼痛麻木加重。一般 2 周内多缓解或消失，但麻木感遗留数月。④硬膜外血肿，硬膜外腔出血所致，发生概率极低（0.0013%~0.006%），但却是硬膜外麻醉致截瘫的首要原因。⑤其他，导管拔出困难或折断、血压下降、呼吸抑制等。

（2）全身麻醉：简称全麻。是指麻醉药物经呼吸道吸入、静脉或肌肉注射进入体内，产生中枢神经系统的暂时抑制，临床表现为神志消失、全身痛觉消失、遗忘、反射抑制和骨骼肌松弛。对中枢神经系统的抑制程度与血液内药物浓度有关，并且可以控制和调节。这种抑制是完全可逆的，当药物被代谢或从体内排出后，患者的神志及各种反射逐渐恢复。临床上常用的全麻方法有吸入麻醉、静脉麻醉和复合麻醉。

全麻并发症主要包括：

1) 呼吸系统并发症①呕吐、反流与窒息呕吐是通过反射性动作迫使胃内容物排出。反流时胃内容物受重力作用或因腹内压力的影响而逆流入咽喉腔。呕吐或反流物易造成误吸，而引起呼吸道阻塞、窒息或吸入性肺炎等，为全麻主要危险之一。②呼吸道梗阻按解剖部位分上呼吸道梗阻和下呼吸道梗阻或两者兼有；按性质分机械性梗阻如舌后坠、分泌物或异物阻塞及功能性梗阻如喉或支气管痉挛。③呼吸抑制或停止，由于使用大量或快速静脉注射对呼吸有抑制作用的麻醉药或肌松药、全麻过深、体位不当等所引起。疾病和手术亦有影响。

2) 循环系统并发症①低血压，严重低血压可导致循环功能衰竭而致死。②心律失常。③心搏骤停，是麻醉和手术中最严重的并发症。

3) 躁动，全麻恢复期，大多数患者呈嗜睡、安静或有轻度定向障碍和脑功能逐渐恢复趋于正常的状态，但仍有部分患者出现较大的情感波动，表现为不能控制的哭泣和烦躁（躁动）不安。躁动的出现除了与术前、术中用药有关外，术后疼痛等可能是引起躁动的重要因素。

4) 苏醒延迟，全麻停止给药后，患者一般在 60~90 分钟可清醒，指令动作、定向能力和术前的记忆得以恢复。若超过此时限神志仍不十分清晰，可认为是麻醉后苏醒延迟。引起全麻后苏醒延迟的常见原因有药物作用时间的延长、高龄、患者全身代谢性疾病、中枢神经系统的损伤等。

5）术后恶心与呕吐，是全麻后很常见的问题，造成患者的不适而影响休息，其发生率为 20%~30%，既往有相关病史、女性、吸入麻醉发生率相对较高。

6）其他，高血压、脑血管意外、恶性高热等。

术前仔细检查，全面评估，充分准备，可以有效减少严重并发症的发生。

90 我要做卵巢手术，是全麻好呢，还是局麻好？手术打麻药时，麻药打在哪儿？需要全麻还是局麻？如果局麻我是否很清醒？

进行卵巢手术可采用的麻醉方式有：硬膜外麻醉、腰硬联合麻醉和气管插管全身麻醉。无论哪一种麻醉方式，最终目的就是镇痛。

硬膜外麻醉是将局麻药注入硬膜外腔，阻滞脊神经根，暂时使其支配区域产生麻醉作用，可分为单次法和连续法。这种麻醉的效果很好，但最常见的不良反应有血压下降、呼吸抑制和恶心呕吐等，有些时候麻醉平面掌握不好还是会影响麻醉效果和手术的顺利进行。

腰硬联合麻醉也属于椎管内麻醉，其起效时间快，但对血流动力学影响较大。腰硬联合麻醉与硬膜外麻醉这两种麻醉方式手术时患者都是清醒的，术中可以与医生进行沟通。术后还可以留置术后镇痛泵。

气管插管全身麻醉更容易保持血流动力学平稳，相对于椎管内麻醉是安全的，但是术后患者可能有咽部不适、呼吸困难、时有恶心呕吐等不适。

卵巢手术根据疾病不同，手术方式也有不同，手术的难易程度和手术时间就有不同，手术途径包括开腹手术和腹腔镜手术，开腹手术可以选择硬膜外麻醉、腰硬联合麻醉或气管插管全身麻醉。而腹腔镜手术由于 CO_2 气腹会对患者的膈肌、血压、氧饱和度及心率等方面有一定影响，一般选择气管插管全身麻醉，容易维持血流动力学的稳定，对患者生命体征影响较小。

91 手术时我会有感觉吗？我会难受吗？手术会很痛吗？我能感觉到手术的过程吗？

如果是硬膜外麻醉或腰硬联合麻醉，手术中患者的意识是清醒的，知道医生在为你做手术，但是没有痛觉，如果术中你觉得有什么不舒服，你还可以和手术医生、麻醉医生进行沟通交流，他们会为你用药，让你觉得舒适了再继续手术。

如果是全麻，术中患者是处于可逆性意识丧失、痛觉丧失的状态，是感觉不到手术操作过程的。

无论哪种麻醉方式，最终达到的效果都是无痛。

92 | 麻醉过后会很痛吗？我需要术后镇痛吗？

术后伤口疼痛是最常见的症状之一，麻醉药物的镇痛作用一般于术后 4~6 小时即消失。当然，不同的人对麻醉过后疼痛的感觉和耐受程度也不同。

是否需要使用术后镇痛，可根据患者本人的意愿、手术情况及经济能力而定。术后镇痛分 2 种：①传统的镇痛方法只是注射吗啡或哌替啶等镇痛药物，这种方法经济实用，但是镇痛时间短，需反复用药，该方法主要由经治医生或者当日值班医生根据患者耐受程度及病情需要来决定。②镇痛泵，患者自行利用药泵"自控镇痛"（简称 PCA 技术），镇痛药在安全、有效的范围内由患者自控给药。当你感觉痛时，只需按动镇痛按钮，镇痛药便通过导管慢慢输入体内，量小且输入均匀，使药物在体内保持稳定的血药浓度，不良反应小。通常术后 2~3 天需要镇痛，之后多数患者可以自行活动，出院回家后则不再需要使用镇痛药物了。

第八章

卵巢手术的术后护理及相关问题

卵巢疾病 100 问

93 | 卵巢肿瘤手术后什么时间可以回病房？

术后回病房的时间与你的麻醉方式有关。

如果你做的是腹腔镜手术，一般采用的是全身麻醉，术后需要送到麻醉复苏室观察，等你恢复自主呼吸和意识，生命体征平稳，拔出气管插管后，才送回病房。这过程需要的时间约半小时至 2 小时不等，主要与麻醉药物的代谢和麻醉的深浅度有关。

如果你是椎管内麻醉，手术完毕，生命体征平稳，就可直接送回病房。

手术室一般都有专人负责患者转送。手术后送回病房，麻醉医生会在你身边陪护，直到把你平安移交给病房的医生和护士。

当然，整个转送过程应该还有你的家人陪伴。这也是为什么要求整个手术过程中应该至少有一位家人在手术室外等候的原因之一。

94 卵巢肿瘤手术后多久可以喝水、吃饭？

手术后进食的时间因人而异，也与麻醉和手术方式密切相关。一般来说，只要不是涉及胃肠道的手术，术后清醒6小时以后，即可开始喝水、进流质饮食。待肛门排气，就可以进半流食了，之后等到肠道功能逐渐恢复，就可以采取普通饮食。

如果是卵巢恶性肿瘤手术，手术复杂，手术范围较大，比如手术范围包括大网膜切除、阑尾切除等涉及胃肠道部分，主管医生会根据你的手术情况，有术后保留胃管、胃肠减压可能，手术后会根据排气情况，肠鸣音等肠道功能恢复情况，做出具体安排。

当然，如果手术过程有什么特别情况，需要对术后饮食做特殊规定的话，你的手术医生、主管医生和主管护士会及时告诉你的。如果不明白，你也可以在需要的任何时候再次咨询主管医护人员，得到明确指导意见后再合理安排自己的饮食。

由于伤口的愈合需要补充蛋白质，因此要多吃鱼、瘦肉、蛋等促进体质的恢复；其次，术后宜多食蔬菜及水果。

个别地区，因为民俗民风的问题，对手术后的食物过于讲究，这样不能吃，那样不能吃，这就是"忌口"问题。民间习俗虽然值得尊重，但其中多数并不十分科学。现代科学讲究的是膳食均衡，营养搭配，手术后更需要及时、充分的补充营养，切不可因噎废食!

95 | 卵巢肿瘤术后多久可以下床?

多数患者和家属都错误地认为:术后是必须卧床休息的。她们认为躺着不会影响伤口的愈合,机体会更快恢复。这种观点是非常不正确的。从专业的角度来讲,术后适度活动,不仅有利于促进血液循环和呼吸功能的恢复,促进伤口愈合和机体恢复,还有利于防止深静脉血栓形成和致命性的血栓脱落和栓塞性疾病,同时也可防止褥疮、便秘等并发症。因此,我们提倡术后尽早恢复活动。

下床活动的时间早晚主要由你的主观能动性、对疼痛的耐受情况,以及病情的需要而决定。一般麻醉药物于术后 4~6 小时即可基本代谢,麻醉作用过后即可开始先在床上行翻身活动。疼痛可以忍受者,鼓励早期下床活动,有利于肠道功能的恢复,使其可提前进食;也可以增加肺活量,减少肺部并发症的发生和预防术后深静脉血栓形成;还可在一定程度上防止术后盆腔粘连。

因此术后下床活动的时间不宜受到特别的限制,在机体能够耐受的情况下,均应提倡早期下床活动。尤其是腹腔镜属于微创手术,创口小,恢复快,术后第一天均应下床活动。但对于营养不良、体质虚弱、手术后情况不稳定者,或者有其他并发症的患者，可适当延长术后下床活动的时间。

其实，即使你躺在床上，也应适当多翻翻身、多动动腿，尤其多做一些小腿的运动，比如屈伸、画圈等。

96 卵巢肿瘤术后多久可以拔掉尿管？

手术之后，由于麻醉的后遗效应和伤口疼痛等不适，患者往往不能或者不愿自行起身排尿。所以，手术后留置尿管，就是希望在患者的术后恢复的早期阶段，起到一个过渡的作用，等到麻醉作用完全消除、疼痛或其他不适不影响患者起床活动时，就可以拔除尿管了。

导尿管留置时间依据手术方式的不同而不同。拔出尿管时间还需要结合术中膀胱的解剖情况、术中是否造成其损伤等因素决定。一般卵巢良性肿瘤术后留置尿管为 24 小时左右，如果卵巢恶性肿瘤等手术范围较大或盆腔粘连严重或手术困难等，则需要适当延长保留尿管时间。你的管床医生会根据你的具体情况做出具体安排。

拔除尿管后 4 小时内需要解第一次小便，若多次未能自解小便或排尿未净者，测残余尿量 ≥ 100 ml 为尿潴留，需重新插尿管，否则会造成膀胱功能的损伤，进一步延长其恢复时间。

对于导尿管是否保留及其留置的时间，以及留置过程中需要采取的各种监测、检查和治疗措施，作为患者应该绝对听从医护人员的建议，切不可任性或自行拔除导尿管。如果在拔除导尿管前发生尿管自行脱落现象，应该及时告诉你的主管医生或护士，由医生来决定是否要重新插置和保留导尿管。

97 卵巢肿瘤手术伤口多久可以基本愈合？

随着科学技术的发展，现在对于手术伤口的处理越来越成熟。

做完手术后，你的伤口会被一块消毒敷料覆盖。术后的第一天，常规换药一次，其他时间若伤口敷料被血迹污染、弄湿或是看上去不干净，可随时为你更换，否则出院当天再换一次就足够了。

如果出院后伤口疼痛慢慢减轻，表面看不到任何渗出物，那么表示伤口恢复得很好，没有感染。

经腹腔镜卵巢肿瘤手术仅有较小的穿刺伤口，无感染的情况下通常 3~5 天即可良好愈合。术后 5~7 天可以揭去伤口敷料。

如果开腹手术，腹部切口较大，或者腹部减张缝合的伤口，需更长时间愈合，通常无感染和其他因素影响愈合的情况下，需要 7~14 天愈合，一定要按照医生的嘱咐在相应的时间回到医院，找医生检查伤口愈合情况并拆除缝线。

98 | 卵巢肿瘤手术后排气、排便不畅，怎么处理？

术后腹胀、排气、排便不畅的原因：①手术刺激，在手术过程中，由于肠管暴露、手术操作的直接刺激、肠系膜的损伤，腹腔内炎症的刺激，低血钾等均可导致胃肠道功能的抑制，使术后肠蠕动减弱；②由于麻醉药物的影响，抑制迷走神经，使得肠蠕动减弱；③由于疼痛，术后卧床，使患者较长时间卧床休息，活动量减少，肠蠕动减弱；④有的患者术后排气前绑腹带，缩小了肠管所占的空间，约束了肠管的蠕动。

术后你的管床医生都会关注你的排气时间，一般术后 48 小时仍未排气，医生可使用帮助胃肠道功能恢复的中药如四磨汤之类，或使用开塞露、杜秘克等缓泻剂或通便药后，大多患者可顺利排气。如果患者症状仍然不缓解，那就需要做进一步检查，如肠鸣音有无异常、电解质尤其是钾离子有无异常，医生会根据查体及化验检查的结果做出相应处理。如果医生怀疑有肠梗阻征兆，需要做腹部 X 线平片检查，甚至在除外肠梗阻之前，会给予禁食水、胃肠减压等相应处理。

99 卵巢肿瘤手术后伤口一直硬硬的，是什么问题？怎么办？

伤口可分为无缝线伤口、可吸收线缝合伤口、丝线缝合伤口。其伤口的愈合过程各有不同，受伤口大小、是否愈合顺利、机体反应、肉芽组织形成及消除速度等方面影响。这个过程中，都可以出现一段时间的瘢痕变硬现象。

一般情况下，伤口软化约需半年的时间。此时结缔组织被机化，伤口就会逐渐变软。如果在伤口愈合的过程中，出现红、肿、热、痛或者有液体流出，那可能是伤口愈合不良，你必须及时就诊，请医生帮你换药和抗感染治疗。

100 卵巢肿瘤手术后 3 天，我觉得挺好的，可以出院吗？一定要等到病理结果出来后才能出院吗？

不同的医院和地方，出院的时间不同，同时也取决于医院病理医生的人员资源配置。

通常术后病理结果一般需要 5~7 天才能回报；如果是恶性肿瘤或其他特殊病种，需加行免疫组化检查或病理会诊的，约需要 7~10 天或者更长时间。

一般情况下，如果医生肉眼评估离体标本为良性病变的，术后第 3 天已恢复胃肠功能，无不适症状者，均可出院，于术后 1 周门诊复诊查询病理结果即可。若怀疑为恶性病变，建议你一定要等病理结果，充分评估是否需要后续治疗后再出院，否则，你可能会错过及时正规治疗的时机，也为你再次办理入院带来不便。

　　当然，主管医生会为你的出院做好评估和安排，正常情况下，医生都会建议你在情况允许时尽早出院，因为医院是治病的场所，却不是养病的场所，早日回到你自己温馨舒适的家，会更加有利于术后康复。所以，关于什么时候出院，你只要咨询和听从医生的建议就可以。

相关信息搜索网站

1. 英文网址

（1） https://en.wikipedia.org/wiki/Ovarian_tumor

（2） http://www.medicinenet.com/ovarian_cancer/article.htm

（3） http://patient.info/health/ovarian-cancer-leaflet

（4） http://patient.info/health/ovarian-cyst-leaflet

2. 中文网址

（1） http://baike.sogou.com/v218654.htm?fromTitle=%E5%8D%B5%E5%B7%A2%E6%81%B6%E6%80%A7%E8%82%BF%E7%98%A4

（2） http://baike.baidu.com/view/162715.htm

（3） http://baike.sogou.com/v6486789.htm?fromTitle=%E7%BB%9D%E7%BB%8F%E5%90%8E%E5%8D%B5%E5%B7%A2%E6%81%B6%E6%80%A7%E8%82%BF%E7%98%A4

（4） http://fk.xywy.com/lcnz/cs/624701.html##1

（5） http://baike.sogou.com/v101031530.htm?fromTitle=%E5%8D%B5%E5%B7%A2%E4%BF%9D%E5%85%BB

（6） http://baike.sogou.com/v7346159.htm?ch=ww.xqy.xgbk

卵巢疾病100问